Scheible
Hahnemann und die Cholera

Hahnemann und die Cholera

Von Dr. med. Karl-Friedrich Scheible

Karl F. Haug Verlag · Heidelberg

Die Deutsche Bibliothek – CIP-Einheitsaufnahme

Scheible, Karl-Friedrich:

Hahnemann und die Cholera / von Karl-Friedrich Scheible. –
Heidelberg: Haug, 1994
 (Homöopathie)
 ISBN 3-7760-1406-7

© 1994 Karl F. Haug Verlag, Heidelberg

Alle Rechte, insbesondere die der Übersetzung in fremde Sprachen, vorbehalten. Kein Teil dieses Buches darf ohne schriftliche Genehmigung des Verlages in irgendeiner Form – durch Photokopie, Mikrofilm oder irgendein anderes Verfahren – reproduziert oder in eine von Maschinen, insbesondere von Datenverarbeitungsmaschinen, verwendbare Sprache übertragen oder übersetzt werden. All rights reserved (including those of translation into foreign languages). No part of this book may be reproduced in any form – by photoprint, microfilm, or any other means – nor transmitted or translated into a machine language without written permission from the publishers.

Titel-Nr. 2406 · ISBN 3-7760-1406-7

Satzkonvertierung: Filmsatz Unger & Sommer GmbH, 69469 Weinheim

Herstellung: Progressdruck GmbH, 67346 Speyer

Meinen Eltern in Liebe und Dankbarkeit gewidmet

Inhalt

Vorwort		9
Geleitwort		11
Danksagung		13
1	**Einleitung**	15
2	**Die Cholera**	17
2.1	Verschiedene Definitionen des Begriffes „Cholera"	17
2.2	Die Geschichte der indischen Cholera	19
2.3	Die erste Cholerapandemie auf ihrem Weg nach Deutschland	21
2.4	Therapien gegen die Cholera	25
2.5	Hilflosigkeit und Schriftenschwemme	26
3	**Die Homöopathie**	29
3.1	Ein kurzer Abriß der Homöopathie	29
3.2	Die „feststehenden" Krankheiten	31
3.3	Von Hahnemann unterschiedene Therapiekonzepte	32
3.3.1	Homöopathie	32
3.3.2	Palliative Verfahren	32
3.3.3	Allopathie	34
3.3.4	Isopathie	35
4	**Hahnemanns Choleraschriften**	36
4.1	Erste Stellungnahmen zur asiatischen Cholera	36
4.2	Die Sendschreiben	36
4.3	Die homöopathischen Heilmittel	37
4.4	Der Kampfer	37
4.4.1	Ein „Homöopathiker von der galizischen Gränze"	37
4.4.2	Dosierung und Anwendung des Kampfers	39
4.4.3	Homöopathisch oder palliativ – oder beides zugleich?	40
4.4.4	Pragmatismus	44
4.4.4.1	Kampfer als Mittel mit breitem Wirkspektrum	45
4.4.4.2	Die antiparasitäre Wirkung des Kampfers und die „kleinsten Lebewesen"	45

4.4.4.3	Der Kampfer als homöopathisch passende Arznei	47
4.5	Die Darreichung des Kampfers	50
4.6	Allgemeine Betrachtungen zum Kampfer als Medikament	50
5	**Prophylaxe**	**53**
6	**Die Frage nach der Ansteckungsart**	**54**
6.1	Ansteckend oder atmosphärisch-tellurisch?	54
7	**Die Behinderung der Homöopathie durch Behörden und Schulmedizin am Beispiel der Cholera**	**60**
7.1	Zensur	60
7.1.1	Zensurversuch bei Hahnemanns „Aufruf"	60
7.1.2	Zensur in Österreich	62
7.2	Kein homöopathisches Krankenhaus für Leipzigs unbemittelte Cholerakranke	63
7.3	Hahnemann interveniert für die Berliner Homöopathen	65
8	**Hahnemanns Choleraschriften aus der Sicht verschiedener Zeitgenossen**	**66**
9	**Kosten der Choleratherapie**	**69**
10	**Vergleichende Statistiken über Behandlungserfolge bei Cholera mit Allopathie und Homöopathie**	**70**
11	**Praktische Aspekte der Choleratherapie**	**77**
12	**Vergleich der konventionellen Therapie mit den Empfehlungen Hahnemanns**	**78**
13	**Diskussion**	**80**
14	**Anhang**	**84**
Literaturverzeichnis		**91**

Vorwort

Im Verlauf der Arbeiten an dem Thema „Hahnemann und die Cholera" ergaben sich verschiedene Teilaspekte, die es einer sinnvollen Reihe nach zu untersuchen galt. Zur allgemeinen Verständlichkeit sollen Erläuterungen des historischen sowie medizinischen Umfeldes und Begriffsbestimmungen, insbesondere der homöopathiespezifischen Fachausdrücke, beitragen.

Im Mittelpunkt der Untersuchungen standen die Anweisungen Hahnemanns zur Behandlung der Cholera und die darin enthaltenen anscheinend unhomöopathischen Therapieempfehlungen, derentwegen man den Begründer der Homöopathie in der Öffentlichkeit arg geißelte.

In erster Linie störte man sich an der Empfehlung Hahnemanns, Kampferspiritus anstelle von potenziertem Kampfer den Cholerakranken einzugeben, was der homöopathischen Lehre zu widersprechen schien.

Die von Hahnemann geäußerte Vermutung, daß kleinste Lebewesen für den Ausbruch der Erkrankung verantwortlich seien, läßt allerdings die Vermutung aufkommen, hier sollte mit dem bekanntermaßen antiparasitären Kampfer eine antibiotische Therapie betrieben werden. In diesem Zusammenhang muß Hahnemanns Eintreten für die kontagionistische Hypothese gesehen werden. Weitere Argumente für den Kampfer waren die für die Laienhilfe wichtige leichte Anwendbarkeit sowie die anscheinend sichere Wirkung des Medikaments.

In der Praxis der Choleratherapie dürften die Homöopathen, wie die verfügbaren Quellen andeuten, deutlich besser abgeschnitten haben; aufgrund der damals von schulmedizinischer Seite üblichen drastischen Maßnahmen ergab sich allerdings schon aus dem Unterlassen dieser „Therapie" eine deutliche Verbesserung der Überlebenschancen. Interessanterweise bestätigen im Zusammenhang mit der Cholera jüngste Berichte über die unterstützend zur Infusionstherapie durchgeführte homöopathische Behandlung deren günstige Wirkungen.

Zahlreiche schriftliche Äußerungen Hahnemanns zum Thema, sein reger Briefwechsel mit seinen Schülern und kritische Stimmen von außerhalb des homöopathischen Lagers fügen sich zu einem recht plastischen Bild eines teils pragmatischen, teils kompromißunwilligen Menschen, der sich auch im Alter nicht das Wort verbieten lassen wollte.

Geleitwort

Camphora ... dolorem capitis de colera tollit, lienteriam stringit: so schreibt Konstantin von Afrika um 1170 in seinem Werk über die Arznei-Grade, das teils direkt, teils mittelbar über Salerner Anschluß-Texte wie den ‚Liber iste' oder das berühmte ‚Circa instans' Einfluß auf die europäische Drogenkunde gewann und in der Phytotherapie bis heute fortwirkt. Für einen Kenner alter Fachliteratur wie Hahnemann war es daher naheliegend, den *colera*-bezogenen Hinweisen hochmittelalterlicher Kräuterbücher nachzugehen, als der Einbruch der asiatischen Cholera zum Suchen nach geeigneten Maßnahmen zwang. Die anthelmintische Heilanzeige, wie sie die zeitgenössische Pharmakologie für den Borneokämpfer anbot, sowie die Tatsache, daß die Würzburger naturhistorische Schule ein ontologisches Krankheitskonzept bereithielt und daß Johann Lukas Schönlein gegen 1830 ein erstes *contagium animatum* in Gestalt des mikroskopisch kleinen Kopfgrind-Erregers nachweisen konnte, mögen mit dazu beigetragen haben, daß der (naturhistorisch nicht unbeeinflußte) Hahnemann im Kampfer das Mittel der Wahl fürs Abwehren der Cholera-Epidemie gesehen hat. Wie der Würzburger Kliniker Schönlein geht er davon aus, daß die „Krankheit ... ⟨von⟩ lebenden Wesen ... erregt" werde; daß diese „Wesen" so winzig seien, daß sie sich der Wahrnehmung durch „unsere Sinne" entzögen; daß sie trotz ihrer Kleinheit aber von „menschenmörderischer Art" seien und daß die Cholera-Therapie folglich darin bestünde, diese „feinsten Thiere niederer ⟨Linnéscher⟩ Ordnung schnellstmöglich zu tödten und zu vernichten". Dies von der „verstimmten Dynamis" her zu versuchen, das heißt allein mit aristotelisch potenzierten (und damit verdünnten) Arzneistoffen bewerkstelligen zu wollen, hat Hahnemann − zum Schrecken seiner eingefleischten Anhänger − als Unsinn erkannt und damit abgelehnt. Als eine auf „wissenschaftliche Fundierung der Heilkunde" ausgerichtete Persönlichkeit, die aufgrund ihrer „methodischen Leistungen ... große Hochachtung" verdient (Würzburger med. hist. Mitt. 11 [1993], S. 57f.), entwickelte der Meißner zur Bekämpfung der Cholera stattdessen ein Konzept, dem wenige Jahre später Ignaz Semmelweis beim Bekämpfen des Kindbettfiebers zu allgemeinem Durchbruch verhalf: Mit hoch dosierten chemischen und physikalischen Agentien bzw. Maßnahmen versucht er, die „lebenden Wesen" oder „Ansteckungsstoffe" „an den Menschen oder an deren Bekleidung" gesamthaft „zu tödten" bzw. „zu vernichten". Hahnemann beschreitet damit Wege, die 1348 bereits das ‚Pariser Pestgutachten' gewiesen hatte (Würzburger med. hist. Forsch. 7 [1977]) und die über Listers Antisepsis, Schimmelbuschs Asepsis und Ehrlichs Therapia magna sterilisans schließlich zur Chemotherapie und Antibiose-Behandlung unserer Tage führten.

Freilich war sich Hahnemann hinsichtlich Pharmakodynamik des Kampfers nicht im klaren. Beeinflußt vom Pesthauch-Modell Gentiles da Foligno († 1348) und geprägt von den kranewit-Räucherungen des Prager ‚Sendbriefs' (1371) ging er von der osmischen Wirkung des Kampfers aus, mutmaßte, daß Kampfer-Spiritus „schon durch seinen Dunst" die Cholera-erregenden „feinsten Thiere ... schnell ⟨zu⟩ tödten" in der Lage sei, und empfahl entsprechend, zusätzlich zu den ‚adstringierenden', gegen die ‚Lienterie' gerichteten Kampfer-Klistieren die Patienten mit Kampfer-„Dunst" zu behandeln, wozu es immer wieder etwas Kampfer-Spiritus im Krankenzimmer zu verdampfen galt.

Inwieweit diese „Kampferdunst"-Behandlung auf die inhalative Homöopathika-Anwendung von Paris vorausweist, sei dahingestellt — wichtig ist, daß der (durch den Würzburger Loimologen Georg Sticker entlarvte) therapeutische Scheinerfolg den Arzt Hahnemann daran glauben machte, im Kampfer ein „vorzugsweise" wirksames Arzneimittel zu besitzen, das mit panazeenhafter Sicherheit die Cholera zu bekämpfen in der Lage sei. Es nimmt sich wie eine Ironie des Schicksals aus, daß gerade dieses Vertrauen in die Kampfer-Wirkung den Tod von Hahnemanns Sohn Friedrich mitverschuldet zu haben scheint, der 1832 — so wird berichtet — als Arzt beim Versuch, die Cholera-Epidemie am Missouri einzudämmen, in St. Louis aus dem Leben schied.

Würzburg, im Frühjahr 1994   *Prof. Dr. med. Dr. phil. Gundolf Keil*

Danksagung

Das Thema der homöopathischen Behandlung der Cholera hat die Homöopathen bis heute immer wieder beschäftigt. Zum einen lag dies an den anscheinend guten Behandlungsergebnissen der Homöopathen bei Cholera, zum anderen gab Hahnemanns Empfehlung, Kampferspiritus (Kampfer in Weingeist aufgelöst) als Mittel im ersten Stadium der Erkrankung in massiven und wiederholten Dosen den Kranken einzugeben, Anlaß zu kontroversen Diskussionen, da hier Hahnemann von seiner sonst üblichen Gabenpraxis deutlich abweicht.

Die Anregung zu diesem Thema verdanke ich Prof. Dr. W. Kümmel, dem damaligen Leiter des Instituts für Geschichte der Medizin der Robert-Bosch-Stiftung in Stuttgart (IGM); ihm und allen Mitarbeitern des Instituts, die mir bei der Suche nach geeigneten Quellenmaterialien aus dem hauseigenen Archiv behilflich waren, möchte ich hiermit meinen aufrichtigen Dank ausdrücken.

Weiterhin gilt mein herzlicher Dank meinem Doktorvater Herrn Prof. Dr. Dr. G. Keil (Institut für Geschichte der Medizin der Universität Würzburg), der mir aus seinem großen Wissen schöpfend viele wertvolle Hinweise gab und für mich immer als freundlicher und geduldiger Ansprechpartner verfügbar war, wie auch allen seinen freundlichen Mitarbeitern und Mitarbeiterinnen. Herrn Prof. Dr. Dipl.-Chem. L. Maiwald, der meine Arbeit kritisch begleitet hat, und auf dessen Vorschlag das Thema um den praktisch-therapeutischen Aspekt erweitert wurde, bin ich zu großem Dank verpflichtet.

Weiter danke ich Herrn Peter Vint für die sorgfältige und kritische Durchsicht des Manuskripts und Herrn Dr. K.-H. Gypser, der mir immer wieder in sehr aufmerksamer Weise themenspezifisches Material zusandte. *Last* aber *not least* danke ich auch meinem Vater Karlheinz Scheible, der mich unter enormem Zeitaufwand bei der Transkription von handschriftlichen Materialien aus dem Archiv des IGM unterstützte, die Übersetzung eines umfangreichen französischen Aufsatzes besorgte und das Manuskript gewissenhaft durchgesehen hat.

1 Einleitung

Diese Arbeit greift einen kurzen Zeitabschnitt aus dem Leben Samuel Hahnemanns (1755–1843), des Entdeckers der Homöopathie heraus und beschränkt sich im wesentlichen auf dessen Auseinandersetzung mit der Cholera, die in den Jahren 1830–1836 erstmalig und mit verheerenden Folgen über Europa hinwegging. Dieses Thema, aus dem Blickwinkel der Homöopathie und Hahnemanns betrachtet, ist zum einen deshalb interessant, da Hahnemann Anweisungen zur Behandlung der Cholerakranken gab, die offensichtlich in Widerspruch zu seinen Theorien über die Homöopathie standen.

Nicht nur die Allopathen, wie die damaligen Schulmediziner von den Homöopathen genannt wurden, nahmen Kenntnis von dieser Inkonsequenz, auch im eigenen Lager hatten einige Anhänger Schwierigkeiten, die Empfehlungen Hahnemanns mit der theoretischen Homöopathie zur Deckung zu bringen. Wiederholt wurde dieses Thema von Homöopathen erörtert, mit zum Teil gegensätzlichen Schlußfolgerungen.[1] Nicht zuletzt deshalb soll mit dieser Arbeit anhand umfangreichen Quellenmaterials das Geschehene und die Begleitumstände nachgezeichnet werden.

Ein anderer, nicht unwesentlicher Aspekt ist die Tatsache, daß es gerade die Choleraepidemie war, die der Homöopathie einen enormen Auftrieb gegeben hat; hierfür sind verschiedene Erklärungen möglich; als gesichert kann jedenfalls die Tatsache angesehen werden, daß sich in der gesamten Bevölkerung, von den einfachsten Kreisen bis hin zum Hochadel herumsprach, wie wenig die Allopathen mit ihren Standardmaßnahmen Aderlaß, Opium- und Kalomelgaben[2] gegen die Seuche ausrichten konnten.[3]

Die Recherchen zu diesem Thema machten erneut deutlich, in wie vielerlei Hinsicht sich Seuchengeschichte wiederholt und zeigten auffällige Parallelen hinsichtlich der Hilflosigkeit, der diskutierten Maßnahmen

---

1 Von W. Ameke, R. Tischner, M. Tyler u.a.
2 Kalomel, ein Quecksilberpräparat: Quecksilberchlorür, Hg_2Cl_2.
3 Krüger-Hansen, B., Die Homöopathie und Allopathie auf der Wage, Güstrow und Rostock, 1833, S. 177 ff.
Brief Nr. 364 (Schmit an Hahnemann), IGM Stuttgart.

etc. zur gegenwärtig grassierenden, immer noch nicht ganz verstandenen Immunschwächekrankheit AIDS.

Das hier behandelte Thema ist also kein rein geschichtliches, zumal die klaren Bezüge zur Gegenwart nicht zu übersehen sind. Auch darf trotz all unseres Wissens über Pathomechanismus, Therapie, Verbreitungsart, prädisponierende Faktoren und Prophylaxe der Cholera nicht vergessen werden, daß diese Krankheit unbehandelt insbesondere für die Menschen unterentwickelter Länder nach wie vor eine reale Bedrohung darstellt und in der Epidemiologie der Cholera immer noch Fragen offen sind. Entsprechend besteht kein Grund zu Überheblichkeit, wenn wir heute von den verzweifelten, oftmals für unser Verständnis nicht nachvollziehbaren Therapieversuchen samt den dazugehörigen, theoretischen Konstrukten der Ärzte im Zusammenhang mit der ersten Cholerapandemie lesen.

2 Die Cholera

2.1 Verschiedene Definitionen des Begriffes „Cholera"

Der Begriff der Cholera[4] ist im Grunde eine Sammelbezeichnung für Brechdurchfälle verschiedener Ursache. Es hat sich jedoch eingebürgert, daß der ohne Adjektiv versehene Name „Cholera" nur noch für die durch verschiedene Vibrionen verursachten Erkrankungen, also für die „klassische Cholera" verwendet wird.

Die Grundlage für diese eindeutige Zuordnung von Begriff und Erkrankung wurde erst durch den wissenschaftlichen Nachweis des Choleraerregers im Jahre 1883 durch Robert Koch möglich. Nach dieser wichtigen Entdeckung stellte sich bald wieder Ernüchterung ein, denn man mußte erkennen, daß in manchen Fällen mit scheinbar eindeutiger Cholerasymptomatik kein Vibrio cholerae als Erreger nachzuweisen war. Diese Tatsache hat selbstverständlich immer noch Gültigkeit, so daß auch unsere heutigen Cholerastatistiken zum Teil noch erhebliche Fehler aufweisen können, da zur Aufnahme in dieselben oft nur die Symptomatologie der Erkrankung als Kriterium herangezogen wurde, ohne daß im Labor eine Kontrolluntersuchung stattgefunden hätte.[5]

Hier kommen die anderen Choleraarten ins Spiel: die Cholera nostras und die zu dieser Krankheitsgruppe gerechnete Cholera infantum. Anders als die „echte" Cholera, bei der die Erreger per definitionem festgelegt sind, gibt es keinen einheitlichen Erreger der Cholera nostras, womit es sich wiederum um einen Sammelbegriff für infektiöse Erkrankungen handelt, in deren Symptomatik der Brechdurchfall auftritt; Erreger hierzu können Viren (z. B. Rotaviren, häufig bei Cholera infantum) oder

---
4 Ursprünglich war Cholera Bezeichnung eines Leibessaftes; Definition siehe Würzburger medizinhistorische Forschungen, Bd. 32, S. 110 ff.
5 Top, F. H. Sr., Wehrle, P. F. (Ed.), Communicable and infectious diseases, 7. Edition, Saint Louis, 1972, S. 142 ff.

Bakterien (z. B. enterotoxische Escherichia coli)[6] sein. Vergleichende Untersuchungen von choleraartigen Durchfällen hinsichtlich der zugrundeliegenden Erreger führten zu der Erkenntnis, daß vibrionenassoziierte Durchfälle eher zu fokalem, endemischem Auftreten, etwa innerhalb einer Gemeinschaft, neigen, während die anderen enterotoxischen Erreger häufiger als sporadische Erkrankungen vorkommen.[7]

Vor der ersten Cholerapandemie existierte in den europäischen Ländern mangels Notwendigkeit keine begriffliche Unterscheidung zwischen der einheimischen Cholera und der aus Indien stammenden, in ihrer Heftigkeit und Letalität für Europa neuartigen Erkrankung. Die hierzulande als „Cholera" bezeichnete Erkrankung hatte, wie man bald bemerkte, andere Eigenschaften, so daß es unter dem Eindruck der herannahenden Seuche sinnvoll erschien, bei der Benennung der nunmehr gleichnamigen Krankheiten eine Unterscheidung zu treffen. So wurde dem bislang lediglich als „Cholera" bezeichneten einheimischen Brechdurchfall ein Adjektiv zur Seite gestellt, das auf das bisherige Verbreitungsgebiet hinweisen soll: Sie wurde fürderhin „Cholera nostras" genannt. Dieser Name ist insofern irreführend, als dieser Brechdurchfall nicht bloß in Europa, sondern auch auf anderen Kontinenten auftrat. Laut G. Sticker ist damit eine endemische Erkrankung gemeint, daher wäre eine Bezeichnung wie Cholera endemica oder Cholera indigena den tatsächlichen Umständen eher gerecht geworden.

Der Schweregrad der Erkrankung, den man als Unterscheidungskriterium gerne verwendet hätte, erwies sich für den Einzelfall als untauglich, da bei der sogenannten Cholera nostras dennoch, wenn auch selten, Krankheitsfälle mit schwerster Cholerasymptomatik vorkamen.

Die ebenfalls hierzulande beobachtete, bevorzugt Kinder befallende Brechdurchfallerkrankung wurde als „Cholera infantum" bezeichnet; sie wird heutzutage zur „Cholera nostras" gezählt.

Leichtere Fälle, die die Brechdurchfallsymptomatik nur in Ansätzen aufwiesen, nannte man Cholerine.

---

6 Sack, R. B., et al., Enterotoxigenic Escherichia coli isolated from Patients with severe cholera-like disease, J. Infect. Dis. 123: 378, 1971.
  Craig, J., A Survey of the Enterotoxic Enteropathies. In „Cholera and Related Diarrheas", Örjan Ouchterlony (Ed.), Basel, 1980.
7 Benenson, A. S., Cholera, [in: „Infectious Agents and Host Reactions" Mudd, Stuart (Ed.)] Philadelphia, 1970.

Die aus Indien stammende Erkrankung, der allein heute der Namen „Cholera", zugeordnet ist, wurde *indische, asiatische, pandemische Cholera, indische, morgenländische, bösartige weiße Brechruhr* oder auch *Cholera asiatica* genannt. Da sie nicht in jedem Fall ihr vollständiges Krankheitsbild entwickelt, und auch abgeschwächte Krankheitsverläufe auftreten können, ist auch eine auf der Krankheitsvehemenz beruhende Unterscheidung der „echten" Cholera von anderen Brechdurchfällen nicht möglich.

Die Tatsache, daß ein Brechdurchfall auch auf Vergiftung zurückgehen kann, erschwert die Differenzialdiagnose noch weiter. So gibt es laut Sticker eine Vielzahl an Giften, die einen choleraartigen Zustand hervorrufen können, z. B. Arsen, Kupferoxid, Kupferazetat, Oxalsäure, Chromsäure, Quecksilberverbindungen, Crotonöl, Samen von Datura stramonium, die Meerzwiebel (Scilla maritima), Zaunrübe (Bryonia dioica), Nieswurz (Helleborus viridis) sowie auch einige Pilze. Auch der Pathologe Rudolf Virchow sah sich außerstande, am Sektionstisch eine Cholera asiatica von einer Cholera nostras oder einer Arsenikvergiftung zu unterscheiden.[8]

Hieraus wird deutlich, daß diese zur Zeit Hahnemanns gültige, mangels gesicherter Erkenntnisse und klarer Kriterien willkürliche Einteilung der Brechdurchfälle nur von geringer praktischer Bedeutung sein konnte.

2.2 Die Geschichte der indischen Cholera[9]

Über längere Zeit hielt sich bei verschiedenen Wissenschaftlern der Glaube, daß die Cholera an einem ganz bestimmten Tag des Jahres 1817 in Indien ausgebrochen sei und erst von da an die Welt mit ihrem Unheil überzog; dieser Meinung schloß sich z. B. auch der Entdecker des Vibrio

---

8 Virchow, R., Choleraähnlicher Befund bei Arsenikvergiftung. Virchow's Archiv, 47. Band, 1869.
9 Nicht näher gekennzeichnete Angaben der Kapitel 2.2 bis 2.4 stammen aus Sticker, G., Abhandlungen aus der Seuchengeschichte und Seuchenlehre, II. Band: Die Cholera, Gießen, 1912.

cholerae, Robert Koch an.[10] Eine wenig wahrscheinliche Hypothese, wie nachfolgend gezeigt werden wird.

Die tatsächliche Geschichte der indischen Cholera, der echten Cholera also, war sicherlich eine andere. Sie läßt sich aber im Gegensatz zu Pest, Lepra oder Pocken in alten schriftlichen Überlieferungen nicht mit vergleichbarer Gewißheit nachvollziehen. Im Unterschied zu diesen Erkrankungen, bei denen einer charakteristischen Symptomatik nur jeweils ein möglicher Erreger gegenübersteht, ist selbst heutzutage die Diagnose einer echten Cholera, wie schon erwähnt, im Einzelfall letztlich nur labortechnisch möglich, denn man kennt mittlerweile auch andere Erreger, die ein ähnliches Krankheitsbild auslösen können.[11]

Um die Cholera rückblickend zu verfolgen, sind über die reine Symptomatik hinaus auch noch Angaben zu Letalität, geographischen Gegebenheiten, zeitlichen Präferenzen, Seuchenverhalten und klimatischen Umständen notwendig, um zumindest mit einiger Wahrscheinlichkeit davon ausgehen zu können, daß es sich im jeweiligen Fall um eine Cholera asiatica gehandelt hat. So ist diese eindrucksvolle, aus einem Sanskritwerk stammende Krankheitsbeschreibung[12] aus dem 9. Jahrhundert vermutlich als „echte" Cholera zu identifizieren:

> *„Wenn die Kraft der Tugenden und Verdienste auf Erden abnimmt, so erscheinen unter den lebenden Wesen und zwar zuerst unter den Bewohnern der großen Flußufer verschiedene Krankheiten, die keine Frist zu irgend einer Behandlung lassen, sondern unmittelbar nach dem Anfalle tödlich werden. Die Nja rafft in manchen Zeiten den vierten Teil des Dschambudwips hin, sie zerstört die Lebenskraft plötzlich, verwandelt die Wärme in Kälte, jedoch geht diese auch bisweilen in Hitze über. Die verschiedenen Adern sondern Wasser ab, das der Körper ausleert. Die Krankheit pflanzt sich durch Berührung und Ansteckung fort. Die Nja tötet unfehlbar. Ihre ersten Zeichen sind Schwindel, dumpfes Gefühl im Kopf, dann sehr häufiger Durchfall mit Erbrechen."*

Im Jahre 1563 verfaßte ein portugiesischer Reisender namens Garcia del Huerto einen Bericht über eine Krankheit, die er in Goa an der

---

10 Sticker, G., Abhandlungen aus der Seuchengeschichte und Seuchenlehre, II. Band: Die Cholera, Gießen, 1912, S. 110.
11 Benenson, A. S., Cholera, in „Communicable and Infectious Diseases, Top, F., P. F. Wehrle (Ed.), Seventh Edition, Saint Louis, 1972, S. 143.
12 Sticker, G., Abhandlungen aus der Seuchengeschichte und Seuchenlehre, II. Band: Die Cholera, Gießen, 1912, S. 106.

Malabarküste beobachtete. Diese Erkrankung dürfte auch eine Cholera asiatica gewesen sein.[13]

„Garcia sah einen, bei dem es nicht länger als zehn Stunden dauerte; selten zog es sich durch vier Tage hin. Der Kranke wird unter heftiger Übelkeit von Erbrechen und Durchfall befallen; was er erbricht, ist Wasser ohne besonderen Geschmack. Der Puls sinkt rasch, man kann ihn nur noch selten fühlen; es stellt sich große Kälte und kalter Schweiß ein, dabei klagt der Kranke über starken Brand und unauslöschlichen Durst; seine Augen sind tief eingesunken; er findet keinen Schlaf, sondern wird von Erbrechen und Durchfall gequält, bis endlich die Entkräftung so groß ist, daß keine Ausleerungen mehr möglich sind; er bekommt Krämpfe in den Beinen, nachher hört das Atemholen auf und der Mensch stirbt."

Seit dieser Mitteilung ist die Erkrankung, wie sich aus einer Vielzahl von Berichten schließen läßt, auf dem indischen Subkontinent nie mehr erloschen. Aufgrund aus Indien stammender Beschreibungen, die vom Ende des 18. Jahrhunderts datieren, lassen sich zwei der wesentlichen Charakteristika dieser Seuche erkennen: Sie tritt bevorzugt bei großen Volksanhäufungen und bei wandernden Menschenmassen auf. So ist 1783 bei einem großen, von schätzungsweise 2 Millionen Hindus besuchten Pilgerfest in Hurdwar, das am Ganges gelegen ist, die Cholera ausgebrochen; innerhalb von acht Tagen hatte sie mehr als 20000 Menschen dahingerafft. Bezeichnenderweise hörte die Krankheit mit dem Ende der Zeremonien, d.h. mit dem Auseinandergehen der Pilger auf.[14]

Daneben bemerkte man die auffällige Affinität dieser Krankheit zu feuchten Niederungen, insbesondere zu Flußläufen und wie auch das unverhältnismäßig seltene Auftreten an höher und trocken gelegenen Orten.

2.3 Die erste Cholerapandemie auf ihrem Weg nach Deutschland

Die auf dem indischen Subkontinent bis zu diesem Zeitpunkt endemische Cholera ging mit ihrer ersten Epidemie im Jahre 1817 ihren millionenfach todbringenden Weg in alle Himmelsrichtungen. Warum es aller-

---

13 Sticker, G., Abhandlungen aus der Seuchengeschichte und Seuchenlehre, II. Band: Die Cholera, Gießen, 1912, S. 107.
14 Macpherson, John, Annals of Cholera, London, 1872, S. 144ff.

dings nicht schon vor der Pandemie von 1817 bis 1838[15] zu einer weltweiten Ausbreitung dieser Seuche kam, ist eine auch der heutigen Zeit noch unbeantwortete Frage.[16]

Bis zum Frühling 1823 war die Cholera nach Osten gewandert und richtete dort u.a. Verheerungen in China und Japan an, im Westen beherrschte sie Arabien, Persien, Syrien und Palästina; nach Nordwesten schritt die Seuche in Richtung Rußland voran und näherte sich zusehends den europäischen Ländern.[17] So war sie im Herbst 1823 schon in das russische Transkaukasien eingebrochen, erlosch aber während des strengen Winters 1823/24 vollständig und erhob sich in den folgenden Jahren nicht mehr, was die in St. Petersburg ansässige, russische Medizinalbehörde, die die Cholera per Beschluß als kontagiös betrachtete, gebührend feierte, denn sie führte das Sistieren der Seuche auf den antikontagionistischen Apparat zurück, den sie in Astrachan nach dem Vorbild des Pestkordons hatte einrichten lassen. An einem kleinen Schönheitsfehler hat man sich offensichtlich kaum gestört: Die entsprechenden Anweisungen sind bei den Astrachaner Grenzbehörden erst eingegangen, als die Cholera dort schon so gut wie erloschen war.

Erst 1829, also sechs Jahre später,[18] flammte die Erkrankung wieder auf und eine neuerliche Welle traf nun auf ein keineswegs unvorbereitetes russisches Grenzgebiet, denn der Medizinalrat des russischen Innenministeriums hatte mit den Mitteln, die ihm zweckmäßig erschienen, die Grenzen des Landes befestigen lassen und der hierzu betriebene Aufwand war beträchtlich: doppelte Truppenlinien am ganzen Grenzverlauf, Quarantäneeinrichtungen an allen großen Straßen, Beaufsichtigung, Auswaschung, Durchlüftung und Ausräucherung aller, aus chole-

---

15 Zur Numerierung der Pandemien gibt es unterschiedliche Auffassungen. Mit Recht spricht August Hirsch in seinem „Handbuch der historisch-geographischen Pathologie" von einer ersten Pandemie, die von 1817–1823 dauerte und einer zweiten, die sich im Jahre 1826 erhob, um bis 1838 die Länder der Welt heimzusuchen. G. Sticker nimmt beide Wanderzüge der Seuche als eine einzige Pandemie, die Phase von 1829 bis 1838 versteht er als eine zweite Welle.
16 Sticker, G., Abhandlungen aus der Seuchengeschichte und Seuchenlehre, II. Band: Die Cholera, Gießen, 1912, S. 134.
17 Hirsch, A., Handbuch der historisch-geographischen Pathologie, Stuttgart, 1881, S. 279 ff.
18 Hirsch gibt im Gegensatz zu Sticker den Beginn der neuerlichen Krankheitswelle in Indien mit dem Jahr 1826 an. (Hirsch, A., S. 281).

raverseuchten Ländern stammender Dinge, Quarantäne für Schiffe bis zu 40 Tagen, Anzeigepflicht eines jeden verdächtigen Falles etc.

In Rußland, wie auch in den meisten europäischen Ländern hatten sich die Kontagionisten zwar durchgesetzt, aber die Diskussion, auf welche Art und Weise die Cholera weiterverbreitet werde, also ob sie nun ansteckend (kontagiös) oder epidemisch (miasmatisch, atmosphärisch tellurisch, d. h. in der Luft übertragen) sei, sollte unter den Fachleuten noch über Jahrzehnte geführt werden. Beide Konzepte, darauf sei hier der Vollständigkeit halber hingewiesen, schlossen einander nicht aus; so lag es für diese Zeit durchaus im Bereich des Denkbaren, daß eine primär miasmatische Krankheit in eine kontagiöse übergehen kann und umgekehrt.

Obwohl die Cholera bald zeigte, daß sie sich durch derartige Maßnahmen nicht aufhalten ließ, wurden an vielerlei Orten Rußlands derartige Sperren und Einrichtungen eingeführt. So sollten besonders die Bewohner der Hauptstadt Moskau und St. Petersburgs mit mehrfachen Militärkordons, 1–2monatigen Quarantänen und anderen Maßnahmen wirksam gegen die Seuche geschützt werden. War eine Stadt schon von der Cholera befallen, versprach man sich von Absperrung einzelner Stadtteile gegeneinander und von Häusersperren, einer Art Ausgehverbot, einen Effekt gegen die Seuchenverbreitung.

Je mehr man erkennen mußte, wie wenig diese Abwehrbemühungen fruchteten, desto verstärkter, verbissener und rücksichtsloser wurden sie angewandt. So blieb es trotz alledem nicht aus, daß die Cholera zum Herbst 1830 über Moskau und im Juni 1831 über St. Petersburg mit den gewohnt verheerenden Folgen für die Bevölkerung hereinbrach.

Umgekehrt wurden auch die Gebiete, in denen die Seuche grassierte, mit Militärgewalt von der Umgebung abgeschnitten. Schon allein die sich hieraus ergebende Unterversorgung mit Lebensmitteln trieb die notleidende Bevölkerung zur Selbsthilfe; es kam zu Plünderungen und ähnlichen Delikten und die Ruhe mußte von den behördlichen Seuchenbekämpfern mit Waffengewalt wiederhergestellt werden. Weiter kam es zu Unruhen aufgrund der mancherorts von der Behörde angeordneten Einweisung von Kranken in die Choleralazarette, als bekannt wurde, daß die Menschen dort reihenweise wegstarben.[19]

---

19 Krüger-Hansen, B., Die Homöopathie und Allopathie auf der Wage, Güstrow und Rostock, 1833, S. 175 ff.

Auch in den westlichen Nachbarländern vertraute man, ungeachtet der wenig ermutigenden Ergebnisse von Rußlands antikontagionistischen Bemühungen, zunächst noch auf die Effizienz derartiger Maßnahmen, hatte man sich doch auf die Kontagiosität der Cholera festgelegt. An der früheren österreichischen und an der preußischen Pestschutzlinie wurden nun die nötigen Vorkehrungen getroffen. So erhielten diese Sperrlinien in Abständen von ca. 3000 Fuß hochliegende Wachthäuser mit bewaffneter Besatzung, die Lücken dazwischen füllten Einzelpatrouillen, die bei Tag und Nacht darüber wachen sollten, daß weder Menschen, Vieh noch Gegenstände ohne Quarantäne oder Desinfektion die Grenze passierten. Im Winter 1830 wurde dieser Kordon verdoppelt, und als die Krankheit den österreichischen Teil der Linie überschritten hatte, entschloß man sich gar zu einer Verdreifachung des preußischen Kordons, der von der Seuche, allen Bemühungen zum Trotz, schon bald an zwei Stellen durchbrochen war. Es wurden überdies noch vergebliche Versuche unternommen, durch eine weiter nach rückwärts gelegte Befestigungslinie die Seuche doch noch in ihre Grenzen zu verweisen.[20]

Dennoch war die Cholera nicht aufzuhalten; Anfang Juni 1831 war sie in deutschen Landen und tat ihr tödliches Werk.[21]

Zunächst blieb sie bis Anfang Juli auf Danzig und Umgebung beschränkt, Ende August war schon Berlin erfaßt. Am 6. September befahl König Friedrich Wilhelm III., die für Preußen nunmehr überflüssigen östlichen und die im Landesinneren gelegenen Sperrkordons aufzuheben, lediglich am westlichen Ufer der Elbe sollte eine letzte Schutzlinie verbleiben, die nur von gesunden Reisenden passiert werden sollte.[22] Aufgrund der ärztlichen Erfahrungen wurde wenig später, einer preußischen Bekanntmachung vom 12. September zufolge, die Sperrzeit für Reisende und Waren auf fünf Tage beschränkt.[23]

---

20 Maßregeln gegen die Cholera. AAuNdD (1831), Nr. 184 (9. Juli 1831), Sp. 2489–2490.
21 Die Cholera. AAuNdD (1831) Nr. 154, Sp. 2102.
22 Die Cholera. AAuNdD (1831) Nr. 254 (18. September 1831), Spalte 3457–3462.
23 Die Cholera. AAuNdD (1831) Nr. 254 (18. September 1831), Spalte 3457–3462.

2.4 Therapien gegen die Cholera

In Indien stationierte englische Ärzte hatten schon vor Ort mit der Seuche zu kämpfen. In der Regel bestand ihre Therapie in großen Gaben von Kalomel, Opium, warmen Bädern, Reizmitteln etc. Sie hielten die niedrige Sterblichkeit an einigen Orten für den Erfolg ihrer Therapie, Letalitätsziffern anderer Gegenden bestätigen dies jedoch nicht.

Aber das Spektrum der gegen Cholera empfohlenen Therapieformen war weit. Der in großem Stile betriebene Aderlaß gehörte bei Cholera zum festen therapeutischen Repertoire der meisten Behandler. Häufig wurde es bei schweren Schwächezuständen als erstrebenswert angesehen, auf der Haut der Magengrube („Scrobiculum cordis") mit den verschiedensten Mitteln (heißes Wasser, Kantharidenpflaster etc.) Hautblasen zu ziehen. In der Fachzeitschrift „Lancet" wurde gar empfohlen, dem Kranken mit einem spitz zulaufenden Korken den Anus zu verstopfen.[24] Auch mit Elektroschocks wurden die moribunden Kranken traktiert.[25]

In einem von Cholera heimgesuchten, in Indien stationierten Reiterkorps wurden die Kranken − anders als sonst üblich − mit Salineneinläufen behandelt und kein einziges Opfer war dabei zu beklagen. Schon im Jahre 1832 beschrieb der Chemiker Dr. R. Hermann bei vergleichenden Blutanalysen einen Fall, in dem das Blut eines Cholerakranken ca. 28% der Flüssigkeit eingebüßt hatte, was ihn zu der korrekten Schlußfolgerung brachte, daß die unmittelbare Todesursache eine Zirkulationsstörung infolge von Bluteindickung sein müßte.[26] Schon bald wurden intravenöse Injektionen mit unterschiedlichen Beimengungen und entsprechend wechselndem Erfolg verabreicht.[27]

Erst mit fortschreitenden physiologischen Erkenntnissen konnte die Infusionstherapie immer weiter in den Vordergrund treten.

---
24 Lancet (1831−32), 1, 800.
25 Howard-Jones, N., Cholera Therapy in the Nineteenth Century, Journal of the History of Medicine and Allied Sciences, Vol. XXVII (1972), pp. 373−395.
26 Howard-Jones, N., Cholera Therapy in the Nineteenth Century, Journal of the History of Medicine and Allied Sciences, Vol. XXVII (1972), pp. 373−395.
27 Howard-Jones, N., Cholera Therapy in the Nineteenth Century, Journal of the History of Medicine and Allied Sciences, Vol. XXVII (1972), pp. 373−395.

2.5 Hilflosigkeit und Schriftenschwemme

Mit dem Näherrücken der Cholera entfaltete sich in Deutschland, wie auch in anderen betroffenen Ländern, eine rege schriftstellerische Tätigkeit unter all denen, die sich berufen fühlten, zu diesem Thema etwas beizusteuern.

Die in diesen Schriften am häufigsten empfohlenen, auch schon von englischen Ärzten in Indien durchgeführten Maßnahmen waren Aderlaß, Opium- und Kalomelgaben, die in der Choleratherapie weithin Verwendung fanden. Daneben wurden unzählige Rezepte mit verschiedenen Inhaltsstoffen angegeben, bei denen auch häufig der von Hahnemann empfohlene Kampfer erwähnt wird. So ist es in diesem Zusammenhang interessant, daß das „Wißnitzer Judenmittel" für dessen Rezeptur als ein wesentlicher Bestandteil Kampfer angegeben wurde, der gesamten jüdischen Bevölkerung von Wißnitz Verschonung von der Seuche gebracht haben soll, während die Christen zahlreiche Tote zu beklagen gehabt hätten.[28]

Beim Studium dieser Choleraschriften, die nicht selten mittels üppiger Abschweifungen oder Prologen die Gelehrtheit des Autors unterstreichen sollten, stellt man fest, daß hier meist einer vom anderen abgeschrieben hat. Nur wenige entwickelten oder vertraten abweichende Konzepte. Einer der Außenseiter war der fachfremde Ansbacher Professor E.F. Örtel, ein Altphilologe, der als Einzelkämpfer vehement und eifrig bei Cholera den Einsatz der Hydropathie vertrat, also die äußerliche und innerliche Anwendung frischen, kalten Wassers. Da nicht wenige Ärzte ihren cholerakranken Patienten untersagten, Flüssigkeit zu sich zu nehmen, wird schon allein hieraus verständlich, weswegen die Hydropathie bessere Ergebnisse gehabt haben muß, als die herkömmlichen Verfahren.[29]

---

[28] Sticker, G., Abhandlungen aus der Seuchengeschichte und Seuchenlehre, II. Band: Die Cholera, Gießen, 1912, S. 307.

[29] Örtel, E., Die Cholera oder Brechruhr in ihrer allopathischen und hydropathischen Behandlung, Nürnberg, 1837, Seite VI: Hier berichtet Örtel von Vincenz Prießnitz, „kein studirter, promovirter, graduierter Kunstarzt, sondern ein bloßer Natur und Wasserarzt", der in Gräfenberg in österreichisch Schlesien 32 „Choleraner", z.T. im letzten Stadium befindlich, zugesandt bekam, und alle mit seiner Hydrotherapie wieder zur Genesung brachte.

Die große Nachfrage nach solchen Schriften bei der verunsicherten Bevölkerung mag auch noch dazu beigetragen haben, daß sich manch einer, weniger aus Berufung als aus finanziellen Gründen, eine Behandlungsempfehlung ausdachte, sie drucken ließ und zum Verkauf anbot.

An Eigenlob, wie auch an Polemik gegen andere Methoden oder deren Vertreter, wurde gewöhnlich nicht gespart. Sicherlich hat auch die Bedrohlichkeit der Krankheit Cholera das ihrige dazu beigetragen, daß die Diskussion um die richtige Therapie mit derartiger Verbissenheit und Heftigkeit geführt wurde.

Einen Spiegel der Hilflosigkeit stellt die „Pharmacopoea anticholerica" von Wilhelmi dar, in der 283 von „legitimen Autoritäten" und „gelehrten Rationalitäten" stammende, „allerbewährteste Rezepte" zusammengetragen sind. Constantin Hering, einer der philosophischen Köpfe der Homöopathie, wirft die berechtigte Frage auf, wie für eine Krankheit mit solch geringer Variationsbreite, wie die Cholera sie hat, eine derartige Vielzahl von verschiedenen Behandlungen indiziert sein kann. Den Grund sieht er in der auf Hypothesen gegründeten „Altmedizin".[30]

Weiterhin macht er sich über die teilweise wenig gehaltvolle Broschüren- und Bücherflut recht treffend und auf bissige Weise lustig:

„Bei Gelegenheit der neuen Weltseuche Cholera wurden alle diese Streitigkeiten [über die „spezifischen" und „unspezifischen" Mittel], und noch viele andere mehr, neu angeregt. Daher die Cholera und ihre allöopathische Behandlung fast eben so viel Büchern in die Welt geholfen hat, als Menschen hinaus, und man auf jedes Grab eines an ihr Verstorbenen einen Bündel von jenen als Leichenstein legen könnte.

Anfangs schien es mir zwar von weitem, als wollte man durch die Büchermasse den Cordon ersetzen, oder seine Löcher zustopfen, so wie man in Holland bei Wassersnoth die Löcher in den Dämmen verstopft mit dem ersten besten. Später aber vermeinte ich, daran die eigenthümliche Gelehrtencholera zu erkennen, die vielleicht gar wie die Kuhpocken gegen die ächten Pocken, so gegen die ächte Cholera schützen könnte. Kein Wunder, daß ich auch davon befallen wurde, und alsbald eilte, so wie ich nur einiges gelesen und gehört hatte, auch ein dickes Buch über die Cholera zu machen oder wenigstens ein dünnes. Es wurde nichts fertig, als das schwerste, nämlich der Anfang."[31]

---

30 Hering, C., Herings medizinische Schriften, in drei Bänden, K.-H. Gypser (Hrsg.), Göttingen, 1988, S. 330 ff.
31 Hering, C., Herings medizinische Schriften, in drei Bänden, K.-H. Gypser (Hrsg.), Göttingen, 1988, S. 330 ff.

In der Folge persifliert Hering den Stil, in dem diese Broschüren im allgemeinen gehalten waren: eitel, schwülstig und das eigene Wissen beweihräuchernd.

Neben Hering hat sich auch Professor Örtel über die Schwemme der zum Thema erschienen Schriften und Gebrauchsgegenstände abfällig geäußert:

> *„Außer den bisher schon bekannten Cholera-Mitteln haben wir noch besonders für den Leib Cholera-Spazierstöcke und Cholera-Windmühlenflügelhüte, und b) für den Geist Cholera-Zeitungen, 2 oder 3 in Berlin und 1 in Aachen, bekommen. (...) Bald werden wir auch noch Cholera-Lexica, Cholera-Grammatiken, Cholera-Lesebücher, Cholera-Gesangbücher, Cholera-Katechismen, Cholera-Bibeln etc. bekommen!"*[32]

---

[32] Örtel, E., Medicinische Böcke von Aerzten welche sich für infallible Herren über Leben und Tod halten in der Cholera geschossen, XXXX weniger I, Bocksdorf und Schußbach, Verlegts Simon Treffer und Compagnie [Nürnberg: Campe, 1831] S. 24.

3 Die Homöopathie

3.1 Ein kurzer Abriß der Homöopathie

Mit diesem Abschnitt soll dem mit der Materie der Homöopathie weniger vertrauten Leser diese Heilmethode in knappen Worten nahegebracht werden.

Die Homöopathie, die von dem Arzt Samuel Hahnemann selbst entwickelte Therapieform, beruht auf dem Grundsatz „similia similibus curentur" – „Ähnliches möge durch Ähnliches geheilt werden". Der erste von Hahnemann stammende Hinweis hierauf ist die Beschreibung seines Chinarinden-Selbstversuchs aus dem Jahre 1790, die sich in der von ihm übersetzten „Abhandlung über die Materia medika" des schottischen Arztes William Cullen als Fußnote zur Chinarinden-Arznei nachlesen läßt.[33]

Der Übersetzer Hahnemann störte sich an der spekulativen Behauptung Cullens, daß die Chinarinde aufgrund ihrer „magenstärkenden Wirkung" Wechselfieber zu heilen vermag. Um diese Behauptung zu überprüfen, stellte er einen Selbstversuch an, in dem er einige Tage lang zweimal täglich „4 Quentchen gute China" einnahm. Die Befindlichkeitsänderungen, die er dabei an sich feststellte, traten nach jeder Gabe erneut auf und ähnelten sehr den Begleiterscheinungen, wie sie ihm vom Wechselfieber aus der Erfahrung am eigenen Leibe bekannt waren; sobald er die Einnahme dieser Droge aussetzte, verschwanden auch die Symptome.

Diese Tatsache legte ihm den Schluß nahe, daß eine Krankheit durch das Mittel zu heilen sein müsse, das am gesunden Organismus eine dieser Krankheit ähnliche Symptomatik erzeugt.

Hahnemann begann nun eine Vielzahl arzneiliche, aber auch bislang für unarzneilich gehaltene Substanzen an sich selbst zu prüfen, später

---

[33] Cullen, W., Abhandlung über die Materia medika, übersetzt von S. Hahnemann, Bd. II, Leipzig, 1790, S. 108 f.

auch zusammen mit seinen Anhängern. Die beobachteten Symptome wurden sorgfältig aufgezeichnet und legten den Grundstock für die homöopathische Arzneimittellehre. Bald erprobte er die aus diesen Versuchen stammenden Erkenntnisse auf ihre Anwendbarkeit nach dem homöopathischen Ähnlichkeitsprinzip und fand seine Annahmen bestätigt.

Parallel hierzu kam Hahnemann aufgrund der praktischen Erfahrungen zu immer kleineren Dosierungen, denn er stellte fest, daß am Kranken eine wenig verdünnte Arznei, sofern sie homöopathisch passend gewählt war, zunächst eine beträchtliche Verschlimmerung der Krankheitssymptomatik zur Folge hatte, bevor es zu einer definitiven Besserung kam. Dieses Phänomen ist in der Homöopathie unter der Bezeichnung „Erstverschlimmerung" bekannt.

Um zu den kleineren Mengen zu gelangen, wurden die Arzneistoffe stufenweise, üblicherweise (nach alchimistischem Vorbild) im Verhältnis 1:100, potenziert. Für gewöhnlich wurde der Stoff in den ersten Verdünnungsstufen mit Milchzucker in einem Porzellanmörser verrieben, bei weitergehender Verdünnung mit Wasser oder einem Alkohol-Wasser-Gemisch mittels starker Schüttelschläge vermengt. Hahnemann stellte nun fest, daß mit jedem Verdünnungsschritt die unerwünschten Wirkungen, vor allem die Erstverschlimmerung der Arznei abnahmen, sich aber die homöopathische Wirksamkeit durch das Verreiben und das kräftige Schütteln vermehrte. Hahnemann bezeichnete die derart gefertigten Arzneien als „Potenzen" und „Dynamisationen", den Vorgang selbst „Potenzieren" oder „Dynamisieren". Immer stärker verdünnte und gleichzeitig immer höher dynamisierte Arzneien wurden auch für die Prüfungen verwandt, weil viele Substanzen in großen Dosierungen einfach zu heftige Wirkungen entfalteten, die es dem zur Selbstbeobachtung angehaltenen Prüfer unmöglich machten, Symptome von geringerer Intensität klar wahrzunehmen.

Die für die Verschreibung eines homöopathischen Mittels relevanten Symptome sah Hahnemann nicht in den pathognomonischen, also den für ein Krankheitsbild typischen Anzeichen, sondern in den eigentümlichen, charakteristischen, auffallenden Symptomen, die es möglich machen, dem Krankheitszustand ein in seiner Symptomenreihe ähnliches Arzneimittel zuzuordnen.[34]

---

34 Organon der Heilkunst, 4. Aufl., § 147, S. 218ff. — Entspricht § 153 der 6. Aufl.

Da, wie hier klar wird, die Homöopathie vor allem auf dezidierte Symptomenschilderung durch den Patienten und eine genaue Beobachtung von seiten des Arztes angewiesen ist, bedurfte es auch einer Anamneseform, die dem Kranken die Möglichkeit zur freien und erschöpfenden Beschreibung seiner Beschwerden gibt. Erst dieser Bericht des Patienten gibt dem Arzt die Grundlage für das Auffinden einer homöopathisch passenden Arznei.

3.2 Die „feststehenden" Krankheiten

Da der homöopathische Arzt gehalten ist, für jeden Patienten das individuell passendste Mittel herauszusuchen und sich dabei gerade nicht auf die pathognomonischen Symptome eines Krankheitsfalles stützen darf, ist es logisch, daß Kranke mit gleicher nosologischer Krankheitsbezeichnung ganz unterschiedliche Mittel benötigen können.

„Aus Allem diesen erhellet, daß diese nutzlosen und mißbräuchlichen Krankheitsnamen keinen Einfluß auf die Curart des ächten Heilkünstlers haben dürfen, welcher weiß, daß er die Krankheiten nicht nach der wegen Namens-Ähnlichkeit eines einzelnen Symptoms, sondern nach dem ganzen Inbegriffe des individuellen Zustandes jedes einzelnen Kranken zu beurtheilen und heilen habe (...)."[35]

Bei den von Hahnemann sogenannten feststehenden Krankheiten, zu denen er Infektionen wie Pocken, Masern, Keuchhusten, Scharlach, Mumps, Pest und auch die „ostindische Cholera" zählt, kommt es während einer Epidemie häufig zu einer sehr ähnlichen Symptomatik.[36] Vor diesem Hintergrund wird begreiflich, warum Hahnemann im Falle der Cholera eine begrenzte Anzahl von Mitteln empfehlen konnte, ohne seiner Forderung nach einer individualisierenden Behandlung der Kranken zuwiderzuhandeln. Hinsichtlich dieser akuten Krankheiten schreibt Hahnemann:

„Da entstehen Fieber (...) jedesmal von eigner Natur, und weil die Krankheits-Fälle gleichen Ursprungs sind, so versetzen sie auch stets die daran Erkrankten in einen gleichartigen Krankheits-Proceß, welcher jedoch, sich selbst überlassen, in einem mäßigen Zeitraume, zu Tod oder Genesung sich entscheidet."[37]

---

35 Organon der Heilkunst, 4. Aufl., § 74 Anm., S. 175.
36 Organon der Heilkunst, 4. Aufl., § 69, S. 167 ff.
37 Organon der Heilkunst, 4. Aufl., § 69, S. 168.

3.3 Von Hahnemann unterschiedene Therapiekonzepte

Für das Verständnis eines zentralen Problems in dieser Arbeit, bei dem es um die Frage der Homöopathizität des Kampfers bei Cholera geht, ist es notwendig zu wissen, daß Hahnemann die Haupttherapieformen zu seiner Zeit nicht lediglich in Homöopathie und Allopathie einteilte, sondern die nicht-homöopathischen Verfahren differenziert weiter unterschied. Zwar ist für die Betrachtung dieser Einteilung im Zusammenhang mit der Cholera, vor allem die 4. Auflage des „Organon der Heilkunst" relevant, die 1829 erschien, also kurz vor dem Einbruch der Seuche in Europa, dennoch läßt sich feststellen, daß Hahnemann diese Unterscheidung durch alle Auflagen der „Organons" einschließlich seines Vorläufers, der „Heilkunde der Erfahrung" von 1805 ohne wesentliche Veränderungen beibehalten hat. Nachfolgend werden die verschiedenen Verfahren aufgeführt und es wird erläutert, was Hahnemann unter den jeweiligen Begriffen verstand.

3.3.1 Homöopathie

Wie oben schon beschrieben, wird bei der Homöopathie ein Stoff, der als rohe Substanz oder potenziert am Gesunden eine bestimmte Symptomatik hervorruft, verwendet, um eine ähnliche, im Rahmen einer Erkrankung aufgetretenen Symptomatik zu heilen. Verabreicht wird hierbei nur die potenzierte Arznei. Das zugrundeliegende Prinzip lautet „similia similibus curentur".

3.3.2 Palliative Verfahren

(Synonyme: Antipathie, Enantiopathie, symptomatische Kurart)

Bei diesem Verfahren kommt eine Arznei zur Anwendung, die gegen eines der am Kranken beobachteten Hauptsymptome gerichtet ist.[38] Die wesentliche Bedingung für eine Behandlung nach dieser Maßgabe ist das Wissen um die Wirkung der zu gebenden Arznei. Behandelt wird

---

[38] Beispielsweise Purgierstoffe wurden in der Regel nach dem Contraria-Prinzip angewandt. [Josef M. Schmidt, München 1990, S. 318 −320.]

nach dem Prinzip „contraria contrariis curentur" — „Entgegengesetztes soll durch Entgegengesetztes geheilt werden". So würde bei einer enantiopathischen Behandlung beispielsweise ein Schmerz mit einem Mittel angegangen, dessen Hauptcharakteristikum die schmerzstillende Eigenschaft ist. Diese Behandlungsform entspricht dem Großteil der gegenwärtigen schulmedizinischen Pharmakotherapie.

Hahnemann vertritt die Auffassung, daß nach enantiopathischer Gabe einer Arznei lediglich für eine kurze Zeit Besserung auftritt und es dann anschließend „jederzeit und ohne Ausnahme" zu einer Verschlimmerung kommt. Zum Beleg führt er u.a. die Anwendung von Opium als Schlafmittel an, das zunächst zwar den erwünschten Effekt bringe, aber im Endeffekt die Schlaflosigkeit nur noch verschlimmere. Zudem beschreibt er die sukzessive Dosiserhöhung, die notwendig ist, um wiederholt eine gleichbleibende Wirkung zu erzielen.

Ein weiterer Hinweis auf die Unzulänglichkeit dieses Verfahrens sieht Hahnemann auch darin, daß bei der Enantiopathie immer nur „einseitig für ein einzelnes Symptom", d.h. nicht für die Gesamtheit der Symptome verschrieben wird und somit nur ein Teil der Krankheit zur Behandlung kommt.

Nur in Ausnahmefällen sieht er die Enantiopathie als erlaubt an:

„Bloß bei höchst dringlichen Gefahren, in neu entstandenen Übeln, bei vorher gesunden Menschen, z.B. bei Asphyxien und dem Scheintode vom Blitze, vom Ersticken, Erfrieren usw. ist es erlaubt und zweckmäßig, durch ein Palliativ, z.B. durch gelinde elektrische Erschütterungen, durch Klystiere von starkem Kaffee, durch ein excitierendes Riechmittel, allmälige Erwärmungen usw., vorerst wenigstens die Reizbarkeit und Empfindung (das physische Leben) wieder aufzuregen; ist's dann nur aufgeregt, so geht das Spiel der Lebensorgane seinen vorigen Gang fort, wie es von einem vorher gesunden Körper zu erwarten ist. Hierher gehören auch verschiedne Antidote jählinger Vergiftungen: Alkalien gegen Mineralsäuren, Schwefelleber gegen Metallgifte, Kaffee und Campfer (und Ipecacuanha) gegen Opium-Vergiftungen, usw."[39]

Da wohl einige Homöopathen diese Anmerkung im Organon zur Rechtfertigung von Arzneigaben nach enantiopathischem Prinzip über Gebühr strapazierten, indem sie deren Indikation sehr weit faßten, stellte Hahnemann in der 5. Auflage seines Organons dieser Anmerkung gleich noch eine Fußnote bei, in der er ein derartiges Vorgehen scharf rügt.

---

39 Organon der Heilkunst, 4. Aufl., S. 159.

„Und dennoch (aber vergeblich) beruft sich die neue Mischlingssekte auf diese Anmerkung, um überall in Krankheiten solche Ausnahmen von der Regel anzutreffen und recht bequem ihre allöopathischen Palliative anzubringen, sowie zur Gesellschaft auch noch anderen verderblichen, allöopathischen Unrath, einzig um sich die Mühe zu ersparen, das treffende homöopathische Heilmittel für jeden Krankheitsfall aufzusuchen — man möchte sagen — sich die Mühe zu ersparen, homöopathische Ärzte zu seyn und gleichwohl dergleichen scheinen zu wollen; ihre Thaten sind aber auch darnach; sie sind gering."[40]

3.3.3 Allopathie

(Synonym: Allöopathie, Heteropathie)

Bei der Allopathie hat die Arznei keinen „direkten, pathischen Bezug" zum Symptom. Man geht von einer greifbaren Krankheitsmaterie aus, die es auszuleiten gilt. Zu diesem Zweck wird an einem von den Krankheitsmanifestationen entfernten, nicht befallenen Körperteil beispielsweise zur Ader gelassen, werden künstliche Geschwüre angelegt, verschiedenerlei Reizmittel wie Schafwolle auf bloßer Haut, Senf- und Kantharidenpflaster etc. verwendet, um die Krankheit mit der auf diese Weise hervorgerufene Absonderung vom Krankheitsherd weg- und aus dem Körper auszuleiten.

Laut Hahnemann führen derartige Veranstaltungen lediglich zur Schwächung des Kranken, an seinem eigentlichen Leiden kommt es, wenn nicht zu einer Verschlechterung, so doch zumindest zu keiner nennenswerten Besserung.

Zur Zeit Hahnemanns entsprach die Hauptströmung der schulmedizinischen Therapie dem, was er als Allöopathie definiert hatte. Nun ist seit dieser Zeit der enantiopathische Ansatz im Spektrum der Therapieformen zuungunsten der Allopathie deutlich in den Vordergrund getreten, und stellt zur heutigen Zeit das führende Prinzip der Pharmakotherapie dar. Allopathische Maßnahmen bilden nur einen unwesentlichen Anteil der momentan praktizierten Medizin. So müßte die heutige Schulmedizin eigentlich nicht „Allopathie", sondern ihrem Wesen entsprechend „Enantiopathie" genannt werden.

Obschon diese Einteilung von Hahnemann stammt, so ist doch zu berücksichtigen, daß er selbst mitunter zwischen Enantiopathie und Allopathie nicht so genau unterschieden hat. An einigen Stellen verwendet

---

40 Organon der Heilkunst, 5. Aufl., S. 137.

er für beide Therapieprinzipien den Oberbegriff Allopathie. In dieser Arbeit sollen die Begriffe jedoch nur in ihrer engeren Bedeutung verwendet werden.

3.3.4 Isopathie[41]

Der Vollständigkeit halber sei auch diese Therapiemöglichkeit erwähnt; sie findet im Organon erstmals mit der 5. Auflage im Jahre 1833 Erwähnung. Wie der Name schon vermuten läßt, liegt das Prinzip der Isopathie darin, eine Krankheit mit sich selbst, d.h. mit ihrem potenzierten „Krankheitsstoff" zu heilen. Hahnemann ist allerdings der Meinung, daß diese Form der Isopathie im Grunde nichts anderes ist als Homöopathie, da man den Ansteckungsstoff, er nennt ihn hier „Miasm", nicht in der ursprünglichen, sondern in seiner potenzierten Form zur Anwendung bringt, wodurch er verändert wird und folglich nicht mehr „gleich" sondern lediglich „ähnlich" ist.

Während er in der 5. Auflage des Organons die Isopathie noch als „schätzbare Erfindung" erwähnt, schlägt er in der letzten, 6. Auflage kritischere Töne an. Erwähnenswert ist in diesem Zusammenhang, daß er 1833 in Stapfs Archiv eine Arzneimittelprüfung von Psorin (Psoricum) veröffentlicht hat, das aus der Flüssigkeit von Krätzebläschen hergestellt wurde. Man darf somit davon ausgehen, daß bei der Bewertung der Isopathie in der 6. Auflage von 1842, bei der auch auf dieses Mittel Bezug genommen wird, die praktischen Erfahrungen mit „Psorin" eingeflossen sind. Offenbar hatte sich herausgestellt, daß sich mit der isopathischen Verabfolgung dieser Arznei keine günstigen Wirkungen zeigten:

„Aber mit einem menschlichen Krankheitsstoffe (z. B. einem Psorikum von Menschenkrätze genommen, gleiche Krankheit, Menschen-Krätze oder davon entstandene Übel) heilen zu wollen — das sei fern! Es erfolgt nichts davon als Unheil und Verschlimmerung der Krankheit."[42]

Die mögliche Rechtfertigung der Isopathie mit dem Phänomen der seit 1796 in ihrer Schutzwirkung gegen Menschenpocken bestätigten Kuhpockenimpfung hielt Hahnemann für nicht zulässig, da er ganz richtig vermutete, daß es sich hierbei um zwei eigenständige, wenn auch sehr ähnliche Erkrankungen handelte.

---

41 Vgl. Lux, Johann Joseph, Die Isopathik der Contagionen, Leipzig, 1833.
42 Organon der Heilkunst, 6. Aufl., S. 107.

4 Hahnemanns Choleraschriften

4.1 Erste Stellungnahmen zur asiatischen Cholera

Aus den Briefen Hahnemanns ist zu entnehmen, daß sich zum Jahresende 1830 das Thema der Cholera asiatica mit heranrückender Epidemie – sie war schon über das mit antikontagionistischen Maßnahmen vergeblich geschützte Moskau hereingebrochen – in den Mittelpunkt seiner ärztlichen Überlegungen zu rücken begann.

4.2 Die Sendschreiben

Als nun im Juni 1831 die Bedrohung der deutschen Lande durch die Cholera akut wurde, weil die Seuche an der Ostgrenze den mehrfach gesicherten antikontagionistischen Kordon überwunden hatte, begann Hahnemann in rascher Folge diverse Aufsätze zur Cholera zu publizieren, die sich sowohl an das medizinische Fachpersonal, aber auch an Laien wendeten, deren Hilfeleistung vor Ort er angesichts einer innerhalb von Stunden tödlichen Krankheit eine große Bedeutung beimaß. Er beschrieb darin in allgemein verständlicher Sprache – keine Selbstverständlichkeit für die Choleraschriften dieser Zeit – die verschiedenen Stadien der Erkrankung, ordnete ihnen ein jeweils entsprechendes Medikament zu und gab noch Hinweise zur Vorbeugung, Lebensordnung und Desinfektion.

Bei zweien dieser Veröffentlichungen wurde vom Verleger darauf hingewiesen, daß Hahnemann für das Manuskript kein Honorar gefordert habe, vermutlich verhielt es sich bei den anderen Broschüren ähnlich.[43]

---

[43] Hahnemann, S., Sicherste Heilung und Ausrottung der asiatischen Cholera, Leipzig, 1831, S. 2.
Hahnemann, S., Aufruf an denkende Menschenfreunde über die Ansteckungsart der asiatischen Cholera, Leipzig, 1831, S. 2.

Zur Verbreitung verschickte er sie an viele seiner Schüler oder Sympathisanten, daneben diente die homöopathiefreundliche Zeitung „Allgemeiner Anzeiger und Nationalzeitung der Deutschen", mit dem Redakteur Dr. J. Fr. Hennicke, Hahnemann und anderen Homöopathen als Plattform für deren Veröffentlichungen.

4.3 Die homöopathischen Heilmittel

Schon 1810 schreibt Hahnemann über Heilungen von sogenannter Cholera durch Veratrum album (Weißnieswurz).[44]

Das erste Homöopathikum, das angesichts der herannahenden asiatischen Cholera, bei Hahnemann schon im November 1830 Erwähnung fand, war ebenfalls Veratrum album, von dessen Anwendung durch einen Moskauer Gutsbesitzer er Dr. Schweikert berichtete.[45]

Im Juni 1831 ist die Rede von Kampferspiritus; homöopathische Arzneien wie Veratrum album, Rhus toxicodendron (Giftsumach), Arsenicum album (Weißes Arsenik, Arsentrioxid) treten in den Hintergrund.[46] Mitte August 1831 empfiehlt Hahnemann zusätzlich homöopathisch bereitetes Kupfer (Cuprum metallicum) als Prophylaktikum.[47] Ende August gibt er Veratrum album, Rhus toxicodendron, Bryonia (Zaunrübe) und Cuprum metallicum als Arzneien für das „2. Stadium" der Cholera an, erstes Mittel bleibt nach wie vor der Kampfer.

4.4 Der Kampfer

4.4.1 Ein „Homöopathiker von der galizischen Gränze"

Aus einem Brief Hahnemanns wird ersichtlich, daß er erst Anfang Juni 1831 durch einen „Homöopathiker von der galizischen Gränze" auf

---

44 Hahnemann, S., Organon der rationellen Heilkunde, Dresden, 1810, S. VII.
45 Brief Nr. 378 (Hahnemann an Schweikert), vgl. auch Briefe Nr. 436 (Hahnemann an Stapf) und Nr. 361 (Hahnemann an Schmit), IGM Stuttgart.
46 Brief Nr. 1486 (Hahnemann an Schmit), IGM Stuttgart.
47 Hahnemann, S., Schützung vor der asiatischen Cholera. AAuNdD (1831) Nr. 225, 3057–3058.

den Kampfer[48], als effizientes Medikament gegen Cholera hingewiesen wurde.[49] Der berichtende Arzt war nicht der erste der von der Wirksamkeit des Kampfers bei Brechdurchfall sprach, schon James Annesley und Frederik Ludwig Bang hatten den Nutzen dieser Substanz bei derartigen Erkrankungen beschrieben und daneben war der Kampferspiritus im gleichen Mischungsverhältnis wie es auch Hahnemann angab (Alkohol: Kampfer = 1 : 12) für die innerliche Behandlung des Typhus empfohlen worden.[50]

In besagtem Brief, der an Anton Schmit adressiert und offensichtlich unter dem Eindruck des kurz zuvor erhaltenen Berichtes geschrieben worden war, taucht bei Hahnemann erstmalig die Hypothese von einem lebenden, nicht sichtbaren Wesen als dem Erreger der Cholera auf. Ob Hahnemann auf diese Idee im Zusammenhang mit der Cholera von sich aus kam oder ob er sie vielleicht lediglich vom Verfasser des besagten Berichts übernommen hat, läßt sich aufgrund der zugänglichen Quellen nicht mehr beantworten, ist auch nicht von großer Bedeutung, da die Diskussion um die Existenz eines belebten Kontagiums schon lange vor Hahnemann immer wieder geführt wurde und somit in der Wissenschaft ein bekanntes Thema war.[51]

Vom gleichen, namentlich nicht erwähnten Informanten dürfte in einem Aufsatz Hahnemanns vom 28. Juni 1831 die Rede sein.[52] Hier

---

48 Kampfer wird aus dem Holz und den Blättern des Kampferbaumes (Cinnamomum camphorae) durch Destillation mit Wasser gewonnen und stellt sich als weiße, durchscheinende Masse von charakteristischem Geruch dar. [Geiger, P. L., Pharmacopoea universalis, Pars prior, Heidelberg, 1835. Poulsson E., revid. Liljestrand G., Lehrbuch der Pharmakologie für Ärzte und Studierende, 11. Auflage, Leipzig, 1937.]
49 Brief Nr. 1486 (Hahnemann an Schmit), IGM Stuttgart.
50 Annesley, J., Über die ostindische Cholera nach vielen eigenen Beobachtungen und Leichenöffnungen [nach der zweiten Ausgabe von 1829, übersetzt von Gustav Himly], Hannover, 1831.
Hegar, J. A., Vademecum für die Behandlung der abendländischen Cholera, Darmstadt, 1831, S. 80.
Ersch, J. S., Gruber J. G., Allgemeine Encyclopädie der Wissenschaften und Künste. Teil 15, Leipzig, 1826, S. 60.
51 Neale, A., Researches to establish the truth of the Linnaean doctrine of animate contagions, London, 1831.
Louros, N. C., Theories of Contagion through the Centuries, Journal Int Coll Surg (1962) Vol. 37, pp. 196–205.
52 „Folgende Beschreibung der sechs Haupt-Formen, in welchen dieselbe in Galizien zu erscheinen pflegt, von einem Kenner der Homöopathik im Stanislawower

führt Hahnemann Teile des Berichts an; da er zwar Anführungszeichen setzt, es aber unterläßt, mit Schlußzeichen das Ende des Zitats zu markieren, ist keine eindeutige Zuordung des Textes möglich.

In diesem Bericht wurden Hahnemann ausführlich die verschiedenen Erscheinungsformen der Cholera geschildert. Für ihn war diese Art von Informationen über Symptomatik der Krankheit und Therapieversuche, von denen er im Laufe der Zeit von verschiedener Seite noch mehrere erhielt, notwendig, denn ohne sie hätte er sich gar nicht mit praktischen Anweisungen an die Öffentlichkeit wenden können.[53] Hahnemann selbst hat wahrscheinlich nie einen Cholerakranken zu Gesicht bekommen, denn sein Wohnort Köthen blieb von der Seuche weitgehend verschont.[54, 55]

4.4.2 Dosierung und Anwendung des Kampfers

Da Hahnemann in einem Zeitraum von wenigen Monaten mehrere Aufsätze über die Behandlung der Cholera mit Kampfer herausgab, sich diese aber in ihrer Aussage nicht grundlegend unterscheiden, sei hier exemplarisch einer dieser Aufsätze in Auszügen wiedergegeben:

> *„Ohne also diesen hier höchst wahrscheinlich heilsamen Arzneien großen Erfolg absprechen zu wollen, wenn sie zeitig genug in den passenden (kleinen) Gaben hoher Potenzirung und von geübten, behutsamen Homöopathikern angewendet würden, müßte man doch einem anderen Mittel bei weitem den Vorzug geben, welches die Hülfskraft von allen dreien [Cuprum metallicum, Conium maculatum (= Gefleckter Schierling), Hyoscyamus niger (= Bilsenkraut)] und auch der des Rhus toxicodendron in sich vereinigt, vor allen diesen aber nicht nur den Vorzug besitzt, den bei der Cholera allzusehr und allgemein zu befürchtenden Starrkrampf in der Erstwirkung hervorzubringen (und ihn daher am gewissesten heilen zu können), sondern bei seiner durchdringenden, fast augenblicklichen allgewaltigen Wirkung dennoch wegen seiner Flüchtigkeit fast gar nie gemißbraucht werden zu können, und so auch im Übermaße das Leben nie zu gefährden.*
>
> *Dies einzige Mittel ist der Campher (...) Innerlich nimmt der Kranke, wenn er nicht schon zum Einnehmen unfähig ist, alle Minuten einen Theelöffel voll eines Gemisches von einem Quentchen Campherspiritus (gesättigte Auflösung Camphers in Weingeist) in vier Loth heißen Wassers, äußerlich wird ihm mittels*

Kreise am 5. Juni aufgesetzt (...) wird uns etwas weiter führen. [Hahnemann, S., Sendschreiben über die Heilung der Cholera, Berlin, 1831, S. 7.]
53 Vgl. beispielsweise Brief Nr. 356 (Rummel an Hahnemann), IGM Stuttgart.
54 Brief Nr. 1534 (Hahnemann an Schréter), IGM Stuttgart.
55 Brief Nr. 1504, IGM Stuttgart.

eines wollenen Tuches ein Theil des Körpers nach dem anderen mit Campherspiritus eingerieben, während die übrigen Theile mit einer wohldurchwärmten und mit Campher durchräucherten Decke eingehüllt werden. Zugleich läßt man in der Krankenstube auf einem heißen Blech über einer kleinen Lampe ununterbrochen aufgelegten Campher verflüchtigen, so daß die Stubenluft stark damit geschwängert sei. — Dieser Campherdunst, welcher sich dem Kranken bei jedem Athemzuge aufdringt, selbst wenn schon der Kinnbackenkrampf seinen Mund zum Einnehmen der flüssigen Arznei verschlösse, wird nächst dem anhaltenden Einreiben des Campherspiritus auch da noch helfen, wo Eis-Kälte der Glieder, Starrkrampf und Bewußtlosigkeit jede andere Hülfe anzubringen untersagen. Ich hoffe, daß keiner sterben wird, dem zeitig diese Behandlung zu Theil ward, welche zugleich auch den Behandler am Besten vor Ansteckung schützt, und so seinem Rettungsgeschäfte die sonst so drohende Lebensgefährlichkeit benimmt."[56]

4.4.3. Homöopathisch oder palliativ – oder beides zugleich?

Verständlicherweise lösten diese offensichtlich unhomöopathische Anweisungen Hahnemanns im eigenen Lager, wie auch bei den Gegnern der homöopathischen Heilmethode Befremden und Unverständnis bzw. hämisches Frohlocken aus. Hahnemann, der sonst nach außen hin seine Lehre immer kompromißlos und rein vertrat, war bei einer Inkonsequenz ertappt worden. Auch Anton Schmit, mit dem er zu dieser Zeit in enger brieflicher Korrespondenz stand, schien diese Anweisung nicht homöopathischer Natur gewesen zu sein. So konstruiert er in seinem Brief an Hahnemann vom 2. Juli 1831 eine mit den Regeln der Homöopathie absolut zu vereinbarende Erklärung für die, nach seiner Ansicht, enantiopathische Wirksamkeit des Kampfers[57] bei der Cholera:

„Man kann also vom Veratrum [album] als Präservativ Gebrauch machen, indem man alle 8–10 Tage ein kleines Streukügelchen nehmen läßt. Gegen die ausgebrochene Krankheit aber, die enantiopathische Anwendung des Camphers. (...) Campher ist das allgemeinste Palliativ gegen Arzneykrankheiten, da diese nicht wesentlich verschieden sind von anderen Krankheiten, so soll er auch in vielen anderen Krankheiten nur palliative Heilwirkung haben, wenn das Bedingniß für palliative Behandlung gegeben ist, nähmlich: kurze Dauer des Verlaufes. Die Cholera ist also eine der aller acutesten Krankheiten und der Campher erweißt sich als Palliativ gegen dieselbe wirkend und wird dadurch zu einem wahren Heilmittel. (...)

Da das hom. Mittel in der ähnlichen Richtung wie die krankmachende Schädlichkeit wirken muß, so wird begreiflich, warum eine so kleine Gabe zur Steige-

---

56 Hahnemann S., Sendschreiben über die Heilung der Cholera (...), Berlin, 1831.
57 Interessant ist in diesem Zusammenhang die salernitanische Kombination von Veratrum album mit dem Kampfer (Wölfl, Hans [1939] S. 25 ff).

rung der Krankheit, und so durch Hervorrufung größerer Reaktion, zur Heilung hinreicht. In dem Falle, wo die krankmachende Schädlichkeit einen so hohen Grad von Reaktion hervorgebracht hat, daß er keiner Steigerung mehr fähig ist, müßte dann palliativ, enantiopathisch gewirkt werden. Auch da, wo die eingewirkte Schädlichkeit so stürmisch ist, daß es zu gar keiner Reaktion kommen kann. – Seyn Sie nicht böse, daß ich Ihnen durch Lesen dieser hingeworfenen Gedanken Zeit geraubt habe. Verzeihen Sie es Ihrem Sie liebenden, hochverehrenden Anton Schmit. Wien den 2ten July [1]831." [58]

Hahnemann konterte umgehend auf die verschiedenen Reaktionen und verfaßte, datiert mit dem 11. Juli 1831, einen „erläuternden Zusatz" zu seiner Abhandlung über die Cholera, der zum einen im „Sendschreiben über die Heilung der Cholera" und im „Allgemeinen Anzeiger der Deutschen"[59] abgedruckt wurde; am gleichen Tag wurde dieser Text auch an Anton Schmit nach Wien geschickt.[60] Ebenfalls noch am gleichen Tag sandte Hahnemann seinen Zusatz mit einer privaten Anmerkung versehen an Dr. Groß, die die Vermutung nahelegt, daß Hahnemann über Dr. Anton Schmit und dessen eigenmächtiges Denken etwas verärgert, sowie aufgrund der Angriffe von allopathischer Seite entnervt war:

„Ich bin so frei, Ihnen hier einen erläuternden Zusatz zu meiner Choleraheilung durch Campher zur Bekanntmachung zuzusenden; unwissende allöopathische Feinde, und homöopathische Schwächlinge bedürfen dieser Zurechtweisung."[61]

Das rasche öffentliche Erscheinen dieses Aufsatzes zeigt, wie dringend es Hahnemann gewesen sein mußte, den Zweiflern und Mäklern entgegenzutreten. Der „erläuternde Zusatz" hier im Wortlaut:

„Der Campher ist eine so besondere Arzneisubstanz, daß man sie leicht für eine Ausnahme von allen übrigen zu halten in Versuchung kommen könnte, denn er macht auf den Körper einen obschon mächtigen, doch nur gleichsam oberflächlichen Eindruck, welcher zugleich so vorübergehend ist, wie von keiner andern, so daß man bei seiner homöopathischen Anwendung die kleine Gabe fast augenblicklich wiederholen muß, wenn die Heilung einen dauerhaften Erfolg haben soll. Diese beim Campher so oft nötige Erneuerung der kleinen Gabe bei homöopathischen Gebrauche, giebt ihm das Ansehen einer großen Gabe, und diesem Verfahren das Ansehen einer palliativen Behandlung, die es doch durchaus nicht ist, da der Heilerfolg in solchen Fällen dauerhaft bleibt, und seinen Zweck vollkommen erreicht, was ein Palliativ der Natur der Sache nach (als dem Krankheits-Zustande entgegengesetztes Mittel) nie thun kann, weil es stets in den gro-

---

58 Brief Nr. 363 (Schmit an Hahnemann), IGM Stuttgart.
59 Hahnemann S., Erläuternder Zusatz zu meiner Abhandlung über die Heilung der Cholera durch Kampher in Nr. 173. AAuNdD (1831) Nr. 189, Sp. 2569–2570.
60 Vgl. auch Brief Nr. 1488 von Hahnemann an A. Schmit, IGM Stuttgart.
61 Haehl, R., Samuel Hahnemann. Sein Leben und Schaffen, II. Band, Leipzig, 1922, S. 247.

> ßen, auch wohl gesteigerten Gaben doch nur eine vorübergehende Scheinhülfe hervorbringen, und das Übel in der Nachwirkung nur sich stets wieder erneuernd und um desto mehr sich verstärkend hinterlassen kann.
> Dies erhellet auch z. B. aus dem homöopathischen Gebrauche des Camphers gegen Influenza, für welche er das spezifische, homöopathische Heilmittel ist. Da muß der Kranke auch fast alle Augenblicke an der Campher-Auflösung riechen, wenn er bald und vollkommen geheilt sein will, was dann oft in 24 Stunden vollständig erfolgt."[62]

Zum Vergleich hierzu bietet sich der sechs Jahre zuvor (1825) veröffentlichte Text an, den Hahnemann in der „Reinen Arzneimittellehre" den Prüfungssymptomen des Kampfers vorauschickt:

> „Diese Substanz ist in ihrer Wirkung äußert räthselhaft und schwierig, selbst am gesunden Körper, zu versuchen, weil seine Erstwirkung oft so schleunig mit den Rückwirkungen des Lebens (Nachwirkungen) abwechselt und untermischt wird, wie bei keiner andern Arznei, so daß es oft schwer zu unterscheiden bleibt, welches Gegenwirkung des Körpers oder welches Wechselwirkung des Kampfers in seiner Erstwirkung sey (...)"[63]

In dieser Aussage stimmen beide Texte überein; man kann Hahnemann also nicht vorwerfen, er hätte sich die besondere Wirkung des Kampfers, von der z. B. schon W. Cullen sprach,[64] erst nachträglich als Rechtfertigung zurechtgelegt. Weiterhin ist in der „Reinen Arzneimittellehre" zu lesen, wie der Kampfer als antipathisches Medikament zu verabfolgen ist:

> „(...) Der Kampher nimmt, wie ich aus Erfahrung sage, die allzu heftigen Wirkungen sehr vieler, theils unpassend angewendeter Arzneien hinweg, doch nur meistens in der Erstwirkung, als eine Art Gegensatz, als Palliativ. Man muß ihn

---

62 Brief Nr. 1489 (Hahnemann an Schmit), IGM Stuttgart, auch AAuNdD (1831) Nr. 189, Sp. 2569–2570.
Ohne auf dessen Brief vom 2. Juli 1831 direkt einzugehen, fordert Hahnemann in einem Schreiben vom 11. Juli 1831 (Brief Nr. 1488, Begleitschreiben zu Brief Nr. 1489) seinen Schüler Anton Schmit auf, den beigefügten „erläuternden Zusatz" zu verbreiten. Einen kleinen Seitenhieb auf Schmits Brief kann sich Hahnemann indes nicht verkneifen: „An Bekrittelungen meiner Heilart wirds nicht fehlen. Um den unwissenden Tadlern im voraus den Mund zu stopfen, habe ich dem Publikum noch beigehenden erläuternden Zusatz mitgetheilt, ... "
63 Hahnemann, S., Reine Arzneimittellehre, Teil 4, 2., vermehrte Aufl., Dresden, 1825, S. 150.
64 Cullen, W., Abhandlung über die Materia medika, übersetzt von S. Hahnemann, Bd. II, Leipzig, 1790, S. 328 f.
Auch Edler von Hildenbrand spricht vom Kampfer als „singularis substantia", einer Substanz von einzigartigem Wirkungsprofil (Edler von Hildenbrand, 1802, S. 264).

daher zu diesem Behufe sehr oft, aber in kleinen Gaben geben, — wo Noth ist, alle fünf bis funfzehn Minuten, oder wo dringende Noth vorhanden ist, alle zwei, drei Minuten etwa einen Tropfen gesättigter geistiger Auflösung (einen Achtelgran) in einem halben Lothe Wasser bis zur Auflösung geschüttelt, oder mittels Riechens in eine gesättigte geistige Kampherauflösung alle drei, vier, sechs, zehn, funfzehn Minuten. (...) "65

Vergleicht man diese Passage mit den Dosierungsvorschriften, die Hahnemann für den Kampfer bei der Cholera gibt, offenbaren sich derart deutliche Parallelen, daß man der Behauptung Hahnemanns, hierbei handele es sich um ein homöopathisches Vorgehen, mit großer Skepsis gegenüberstehen muß. In seinem „Zusatz" findet sich noch der Hinweis auf die sibirische Influenza, für die der Kampfer das homöopathisch passende Mittel sei; auch diese Aussage findet ihre Entsprechung in der „Reinen Arzneimittellehre", allerdings liest man dort genau das Gegenteil:

„*(...) Wenn die in Sibirien einheimische Influenza zuweilen bis zu uns gelangt, da dient, wenn schon die Hitze eingetreten ist, der Kampher nur als Palliativ, aber als ein schätzbares Palliativ, da die Krankheit nur einen kurzen Verlauf hat, in öftern, immer wieder erhöheten Gaben, auf obige Art in Wasser aufgelöst. Es verkürzt zwar dann die Dauer der Krankheit nicht, mildert sie aber ungemein und geleitet sie so gefahrlos bis zu ihrem Abschiede. (...)*" 66

Abgesehen von dem eklatanten Widerspruch in dem beide Aussagen zueinander stehen, ist es doch erstaunlich, daß Hahnemann, der mit Ausnahme der akut, aus völliger Gesundheit heraus entstandenen, lebensbedrohlichen Zustände die enantiopathische Gabe von Medikamenten als durchweg schädlich einstufte, hier derart lobende Worte für ein Palliativum findet.

Noch am 15. September 1831 beteuerte Hahnemann in einem Schreiben an den Arzt Dr. Schweikert, dem er ebenfalls einen „erläuternden Zusatz zu meiner Abhandlung über die Heilung der Cholera durch Campher" beigelegt hatte, daß die Anwendung des Kampfers nur homöopathisch und nicht palliativ sein könne, weil sie erfolgreich sei.[67] Schon drei Tage später bezeichnet Hahnemann in einem Brief an seinen Freund Clemens von Boenninghausen den bei der Cholera einzusetzenden

---

65 Hahnemann, S., Reine Arzneimittellehre, Teil 4, 2., vermehrte Aufl., Dresden, 1825, S. 150 f.
66 Hahnemann, S., Reine Arzneimittellehre, Teil 4, 2., vermehrte Aufl., Dresden, 1825, S. 151 f.
67 Brief Nr. 384 (Hahnemann an Schweikert), IGM Stuttgart.

Kampfer als das „antipathische Hauptmittel".[68] Der ließ, zusammen mit einigen Choleraschriften Hahnemanns, diese Äußerung abdrucken.

Für seinen Meinungswandel gibt Hahnemann allerdings keinerlei Begründung an. Denkbar ist, daß er den Inhalt dieses Briefes nicht zur Veröffentlichung vorgesehen hatte. Nach dem Brief vom 18. September hatte sich nach vorliegenden Quellen Hahnemann zwar noch wiederholt zur Behandlung der Cholera geäußert, die Frage nach der Homöopathizität des Kampfers jedoch blieb fortan ausgespart.

4.4.4 Pragmatismus

Liest man die Schriften Hahnemanns zur Behandlung der Cholera im Blick auf die Gründe, die er für die Anwendung des Kampfers angibt, so entsteht der Eindruck, daß sich Hahnemann von Pragmatismus und Realitätssinn leiten ließ. Zusammengefaßt sind seine Argumente für den Kampfer folgende:

- Der Kampfer ist ein kurzzeitig wirkendes Mittel, Vergiftungen mit ernsten Folgen sind so gut wie unmöglich.
- Dieses Mittel besitzt antiparasitäre Eigenschaften und kann gegen die von Hahnemann als Auslöser der Cholera vermuteten Kleinstlebewesen eingesetzt werden.
- Der Kampfer ist ganz einfach anzuwenden und kann daher in Form des Kampferspiritus dem gemeinen Volk zur Behandlung frisch Erkrankter gefahrlos an die Hand gegeben werden.
- Es ist ein breitenwirksames Mittel, das die Heilkräfte der anderen bei Cholera verwendeten homöopathischen Arzneien in sich vereinigt.
- Kampfer weist in der homöopathischen Materia medica tatsächlich einige Symptome auf, die ihn bei Cholera angezeigt erscheinen lassen. Somit ist er auch ein homöopathisch indiziertes Mittel.
- Dieses Mittel gibt dem Behandler beim Krankenbesuch momentanen Schutz.

---

68 Brief Hahnemanns an C. von Boenninghausen vom 18. September 1831. [Hahnemann, S., Die Heilung der asiatischen Cholera und das sicherste Schutzmittel gegen dieselbe, Münster, 1831.]

Im folgenden sollen die vorgenannten Punkte etwas ausführlicher behandelt werden.

4.4.4.1 Kampfer als Mittel mit breitem Wirkspektrum

In den Sendschreiben gab Hahnemann neben den homöopathisch bereiteten Medikamenten den Kampfergeist als Hauptmittel gegen die Cholera an.

Als großen Vorteil des Kampferspiritus wertete er, daß dieser die „Hülfskraft" gleich mehrerer homöopathischer, bei Cholera in Frage kommender Medikamente in sich vereinige und zudem aufgrund der Flüchtigkeit seiner Wirkung selbst in größeren Gaben nicht gefährlich werde – der Kampferspiritus könne daher dem gemeinen Volk zur Laienhilfe bei Cholera an die Hand gegeben werden.[69] Durch die Gabe des Kampfers könne somit im ersten Stadium der Cholera die aufwendige und anspruchsvolle Suche nach dem homöopathisch passendsten Mittel entfallen.

Dies war vor allem deswegen wichtig, weil es viel zu wenige Ärzte, geschweige denn Homöopathen gab, die eine Behandlung der Unzahl von Erkrankten hätten leisten können.

Die von Hahnemann angesprochene flüchtige Wirkung des Kampfers ist nicht neu: Hahnemann selbst beschreibt sie schon 1796, andere Autoren erwähnen, beziehungsweise bestätigen sie auch.[70, 71]

4.4.4.2 Die antiparasitäre Wirkung des Kampfers und die „kleinsten Lebewesen"

Edler von Hildenbrand vermerkt für Camphora officinalis in seiner Materia medica aus dem Jahre 1802 neben anderen Eigenschaften „vires

---

69 Brief Nr. 1491 (Hahnemann an Schmit), IGM Stuttgart.
70 Hahnemann S., Versuch über ein neues Prinzip zur Auffindung der Heilkraft der Arzneisubstanzen, Journal der Praktischen Arzneikunde, 2. Bd., 3. u. 4. Stück, Jena, 1796.
71 Hildenbrand, Edler von, Institutiones Pharmacologiae sive Materia Medica, Wien, 1802, S. 263 ff.
Poulsson E., revid. Liljestrand G., Lehrbuch der Pharmakologie für Ärzte und Studierende, 11. Auflage, Leipzig, 1937, S. 177.
Purkinjé, J. E., Neue Breslauer Sammlungen aus dem Gebiete der Heilkunde, Bd. 1, 1829, S. 428.

(...) anthelminticae", also im weiteren Sinne antiparasitäre Wirkungen.[72] Auch Hahnemann wußte um diesen Effekt und lobte den Kampfer dafür, daß er neben seinen „speziell passenden [=homöopathischen] Wirkungen" wie sie im Kapitel 4.4.4.3 behandelt werden,

> *„(...) noch vorzugsweise vor allen anderen Arzneien die Eigenschaft besitzt, daß er die feinsten Thiere niederer Ordnung schon durch seinen Dunst schnell tödtet und so das Cholera-Miasm (was wahrscheinlich in einem, unsern Sinnen entfliehenden lebenden Wesen menschenmörderischer Art besteht, das sich an die Haut, die Haare u.s.w. der Menschen oder an deren Bekleidung hängt, und so von Menschen zu Menschen übergeht) am schnellsten zu tödten und zu vernichten, und so den Leidenden von demselben und der dadurch erregten Krankheit zu befreien und herzustellen im Stande sein wird. — In dieser Absicht muß der Campher in voller Ausdehnung angewendet werden."*[73]

An dieser Stelle wird deutlich, daß Hahnemann eine vom klassischen Konzept des Miasmas[74] abweichende, vom Malaria-Begriff (contagium animatum) her kontaminierte — das heißt von der Naturhistorischen Schule beeinflußte — Vorstellung hatte. Bei ihm stand dieser Begriff nicht etwa für eine krankmachende Ausdünstung des Erdbodens, sondern bezeichnet einen Ansteckungsstoff im weitesten Sinne.

Tischner meint, daß hier das erste Mal in der Geschichte der Medizin bewußt eine „Therapia magna sterilisans", eine Art „innerer Desinfektion" durchgeführt worden sei. Und gerade die Dosierungsangaben für den Kampfer, die auch in Hahnemanns eigenem Lager umstritten waren, wertet er als Zeichen für das differenzierte Denken Hahnemanns, der sehr wohl erkannt hatte, daß kleine Gaben des homöopathisch passenden Kampfers in der Absicht, die kleinen Lebewesen abtöten zu wollen, unlogisch gewesen wären.[75] Die von Hahnemann angegebene Therapie sei damit in ihrer Intention ursächlich ausgerichtet gewesen.

Folgerichtig empfiehlt Hahnemann auch noch weitere Verhaltensmaßregeln:

> *„Um aber auch die Ansteckung und Verbreitung der Cholera gewisser unmöglich zu machen, als bisher, müßten in der Contumaz (Quarantaine) allen da an-*

---

72 Hildenbrand, Edler von, Institutiones Pharmacologiae sive Materia Medica, Wien, 1802, S. 263 ff.
73 Hahnemann, S., Sendschreiben über die Heilung der Cholera und die Sicherung vor Ansteckung am Krankenbette, Berlin, 1831.
74 Luft oder Ausdünstung, verunreinigt mit krankheitsverursachenden Stoffen. Nach Hippokrates, Flatus 5 (Henry G. Liddell und Robert Scott, 1940, S. 1132^b).
75 Tischner, R., Das Werden der Homöopathie, Stuttgart, 1950, Seite 67 ff.

langenden fremden, Kleidungsstücke, ihre Wäsche u.s.w. *(während ihr Körper durch schnelles Waschen gereinigt und mit reiner, leinener oder barchetner zum Haus gehöriger Bekleidung versehen würde) 2 Stunden lang in einer Backofen-Hitze von 80 Grad (wobei ein Gefäß mit Wasser kochen kann), erhalten werden. — Eine Hitze, in welcher alle bekannten Ansteckungsstoffe und so auch die lebenden Miasmen vernichtet werden.*"[76]

4.4.4.3 Der Kampfer als homöopathisch passende Arznei

In einem Aufsatz vom 28. Juni 1831 zählt Hahnemann die Nummern der Symptome seiner Reinen Arzneimittellehre auf, die den Kampfer nach seiner Meinung homöopathisch indiziert erscheinen lassen.[77] Die Symptome seien nachfolgend, soweit sie sich inhaltlich nicht wiederholen, erwähnt:[78]

1. Die Sinne verschwinden.
2. Besinnungslosigkeit.
12. Der Kopf wird seitwärts nach der Achsel zu krampfhaft gezogen*) (n. einigen Minuten). [*) Von einer großen, einem Kinde eingegebenen Gabe, wobei die Sinne verschwanden und alle Theile des Körpers todtenkalt wurden u.s.w.]
20. Die Augäpfel sind aufwärts verdreht.
21. Stiere, verstörte Augen.
23.[79] Kinnbackenverschließung (Trismus).
35. Magenschmerz.
47. Harnverhaltung bei Harndrängen, und Tenesmus des Blasenhalses.
60. Fast gänzlich ausbleibender Athem.
64. Convulsivische Kreisbewegung (Rotation) der Arme.
76. Schwerbeweglichkeit der Glieder.

---

76 Hahnemann, S., Sendschreiben über die Heilung der Cholera und die Sicherung vor Ansteckung am Krankenbette, Berlin, 1831.
77 Hahnemann, S., Sendschreiben über die Heilung der Cholera ..., Berlin, 1831.
78 Hahnemann, S., Reine Arzneimittellehre, Teil 4, 2., vermehrte Aufl., Dresden, 1825, S. 153 ff.
79 Hierbei handelt es sich wahrscheinlich um einen Druckfehler, da dieses Symptom nichts mit der Cholera zu tun hat, wohl aber Symptom 28 das hiermit gemeint sein dürfte.

77. Lähmige Erschlaffung der Muskeln.

90. Der Körper ist über und über ganz kalt.

Symptome im Abschnitt „Beobachtung Anderer":

2. Er reibt sich Stirne, Kopf, Brust und andere Theile, weiß nicht, wie ihm ist; er lehnt sich an, die Sinne schwinden ihm, er rutscht und fällt zur Erde, ganz steif ausgestreckt, die Schultern zurückgebogen, die Arme anfangs etwas gekrümmt, mit auswärts gebogenen Händen und etwas gekrümmten, ausgespreitzten Fingern, nachgehends alle Theile gerade ausgestreckt und steif, mit seitwärts gebognem Kopfe, mit starrem, eröffneten Unterkiefer, mit eingekrümmten Lippen und blökenden Zähnen, verschlossenen Augen und unaufhörlichen Verzuckungen der Gesichtsmuskeln, kalt über und über und ohne Athem, eine Viertelstunde lang (n. 2 St.) (Wislicenus, a.a.O.[in einem Aufsatz]).

13. Nach dem Anfalle von Starrkrampfe mit Bewußtlosigkeit und erfolgtem Erbrechen, gänzlicher Mangel der Erinnerung, wie Gedächtnisverlust (n. 3 St.) (Wislicenus, a.a.O.).

36. Sehr blasses Gesicht, mit erst geschlossenen, nachgehends offnen, starren Augen, mit aufwärts gerichteten Augäpfeln (n. 2 St.) (Wislicenus, a.a.O.).

38. Krampfhafte Verzerrung der Gesichtsmuskeln mit Schaum vor dem Munde *) (Ortel, Med. pract. Beob. I. 1. Lpz. 1804.).

68. Heftiges Brennen am Gaumen bis zum Schlunde hinab, das zum Trinken reizt, aber durch alles Trinken nicht vergeht *) (sogleich) (Wislicenus, a.a.O.).

87. Heftig brennende Hitze im Ober- und Unterbauche (n. 4 St.) (Herrmann a.a.O. [Chr. Th. Herrmann, in zwei Aufsätzen]).

88. Brennende Hitze im Unterbauche (n. 1 1/4 St.) (Herrmann a.a.O.).

112. Verhaltung des Harns die ersten 12 Stunden, unter stetem Drucke in der Blase und Nöthigen zum Harnen, wobei aber nichts abging; aber nach 24 Stunden öfteres Harnen in ungewöhnlicher Menge, also im Ganzen mehr Harnabgang, nach 48 Stunden aber noch öfteres und reichlicheres Harnen (Herrmann a.a.O.).

Die von Hahnemann zitierten Symptome zielen in erster Linie auf Krampferscheinungen im weitesten Sinne, Bewußtseinseintrübung[80], Hitze- und Brennempfindungen etc. Hierbei handelt es sich um Phänomene, die tatsächlich in der Cholerasymptomatik ihre Entsprechung finden.[81] Ausgehend vom homöopathischen Ansatz ist es damit denkbar, den Kampfer als Mittel gegen derartige Krämpfe einzusetzen, aber auch W. Cullen spricht bei der Auflistung des Kampfers unter den „wesentlichen Ölen" von krampfwidrigen Kräften, die von diesen Substanzen ausgehen sollen.[82]

Laut Hahnemann würde es auch nichts ausmachen, wenn einige Symptome des Kampfers der Erkrankung antipathisch entsprächen:

„Auch ist eine homöopathische Arznei deßhalb noch nicht gegen einen Krankheitsfall unpassend gewählt, wenn einige Arzneisymptome einigen mittlern und kleinen Krankheitssymptomen nur antipathisch entsprechen; wenn nur die übrigen, die stärkern, vorzüglich ausgezeichneten (charakteristischen) und sonderlichen Symptome der Krankheit durch dasselbe Arzneimittel mit Symptomen-Ähnlichkeit (homöopathisch) gedeckt und befriedigt, das ist übereinstimmt, vertilgt und ausgelöscht werden; dann vergehen auch die wenigen entgegengesetzten Symptome nach verflossener Wirkungsdauer der Medicaments von selbst, ohne im mindesten die Heilung zu verzögern."[83]

Damit macht Hahnemann offenkundig, daß eine scharfe Trennlinie zwischen homöopathisch und antipathisch nicht existiert. In der Grauzone, die sich zwischen beiden Konzepten ausspannt, ist eine eindeutige Zuordnung in Fällen, in denen das zu gebende Medikament beide Elemente aufweist ist, kaum möglich.

---

80 Auch Cullen erwähnt den Kampfer als betäubendes und Ohnmacht erzeugendes Mittel (Cullen, W., Abhandlung über die Materia medika, übersetzt von S. Hahnemann, Leipzig, 1790, Bd II, S. 331 ff.).
Bemerkenswerte Übereinstimmungen in den Eigenschaften des Kampfers und dessen Indikationen zeigen sich schon gegen 1170 im „Liber graduum" des Konstantin von Afrika (vgl. Wirkung bei Ohnmacht, gegen „Cholera", Anwendung gegen Dünndarm-Durchfälle. Weiterhin ist auch der Synergismus mit dem Weißen Nieswurz beschrieben). (Lynn Thorndike, 1945, S. 63 f. [= Bl. 33va f.].)
81 Sticker, G., Abhandlungen aus der Seuchengeschichte, II. Band: Die Cholera, Gießen, Seite 317 ff.
82 Cullen, W., Abhandlung über die Materia medika, übersetzt von S. Hahnemann, Leipzig 1790, Bd II, S. 413 ff.
83 Organon der Heilkunst, 4. Aufl., S. 159, § 63, Anm.

4.5 Die Darreichung des Kampfers

Zusätzliche Verwirrung stifteten auch noch die durch Hahnemann für den Kampfer empfohlenen Applikationsformen. In einem Brief vom 18. September 1831 empfiehlt er, alle fünf Minuten einen Tropfen Kampferspiritus in einem Löffel voll Wasser aufgelöst oder auf einem Stückchen Zucker einzugeben. Zusätzlich soll der Kranke mit Kampferspiritus eingerieben werden, man könne ihm auch noch ein Klistier „aus einem halben Pfunde warmen Wassers, mit zwei guten Kaffeelöffeln voll Campherspiritus gemischt in den Mastdarm einspritzen", und von Zeit zu Zeit solle etwas Kampfer auf einem heißen Blech verdampft werden. Hahnemann scheint sich hier aller Möglichkeiten bedienen zu wollen, den Kampfer in den Körper des Kranken zu bringen, damit das Medikament auch dann in den Körper gelangt, wenn der Kinnbackenkrampf eine Öffnung des Mundes unmöglich macht. Der Kampfer soll solange weitergegeben werden, als sich eine auffallende Besserung zeige.[84]

In einem Brief an Anton Schmit vom 8. November 1831 bezeichnet er das Verdampfen von Kampfer sowie das Waschen des ganzen Leibes mit Kampferspiritus als unnötig.[85] Gut einen Monat später schreibt Hahnemann in einem Brief an Pater Veith wieder von dem Kampferdunst der nötig sei, das Miasma des Kranken zu vertilgen.[86]

4.6 Allgemeine Betrachtungen zum Kampfer als Medikament

Schon bevor Hahnemann den Kampfer zur Vertilgung der vermeintlichen Kleinstlebewesen anempfahl, stand dieser im Ruf, ein Antiseptikum zu sein.[87] Bei der Verwendung des Begriffes „antiseptisch" ist je-

---

84 Brief Hahnemanns an C. von Boenninghausen vom 18. September 1831. [Hahnemann, S., Die Heilung der asiatischen Cholera und das sicherste Schutzmittel gegen dieselbe, Münster, 1831.]
85 Brief Nr. 1499 (Hahnemann an Schmit), IGM Stuttgart.
86 Brief Nr. 456 (Hahnemann an Pater Veith), IGM Stuttgart.
87 „ ... so bin ich doch völlig der Meinung, daß man ihn in allen Fällen von Faulfieber, wo er nur irgend zulässig ist, überall in Rücksicht seiner antiseptischen Kraft, so reichlich wie möglich verordnen sollte. Bei äußerlicher Fäulnis ist sein Gebrauch oft wohlthätig gewesen." [Cullen, W., Abhandlung über die Materia medika, Bd. II, S. 477 ff.]

doch grundsätzlich Vorsicht angebracht, denn seine Bedeutung war gerade im ausgehenden 18. und beginnenden 19. Jahrhundert mit dem Niedergang der Humoralpathologie und vor dem sich verändernden wissenschaftlichen Hintergrund einem Wandel unterworfen;[88] daher soll im Rahmen dieser Arbeit nicht weiter auf die „Antisepsis" eingegangen werden, obschon dem Kampfer auch unter den Vorzeichen der naturwissenschaftlichen Medizin antiseptische Eigenschaften zugeschrieben wurden.[89] Noch in den dreißiger Jahren des 20. Jahrhunderts wurde er als Antiseptikum eingesetzt:

> *„In der neuesten Zeit wendet man den Kampfer bei Pneumonie nicht nur als Stimulans bei Herzschwäche und vasomotorischer Lähmung an, sondern unter der Voraussetzung einer spezifischen Wirkung auf die Infektion (das Wachstum der Pneumokokken hört in einer Kampferlösung von 1:10.000 auf) in sehr großen Dosen gleich vom Beginn der Krankheit an. Es wird angegeben, daß man oft lytischen Temperaturfall im Lauf von 3-4 Tagen erreicht. (...) Kampfer wird ferner bei Bronchitis angewandt, um die Aushustung des Sekrets zu befördern. Bei Tuberkulose ist chronische Kampferbehandlung empfohlen worden. Als prophylaktisches und kuratives Mittel gegen Peritonitis nach Bauchoperationen hat man Injektionen von Kampferöl in die Bauchhöhle versucht."*[90]

Nach der Entdeckung der Antibiotika wurde der Kampfer rasch aus der schulmedizinischen Therapie verdrängt.[91]

Neben der oben schon beschriebenen Verwendung fand er bei Kollapszuständen, als Stimulans für die Vasomotoren und bei Bewußtlosigkeit Anwendung.[92, 93]

---

88 Persönliche Mitteilung von Prof. Dr. Dr. G. Keil, Würzburg.
89 Poulsson E., Lehrbuch der Pharmakologie f. Ärzte und Studierende, 6. Aufl., Leipzig, 1932, S. 162 ff.
90 Poulsson E., Lehrbuch der Pharmakologie für Ärzte und Studierende, 6. Aufl., Leipzig, 1922.
91 Geiger, P. L., Pharmacopoea universalis, Pars prior, Heidelberg, 1835.
Sobernheim Joseph Friedrich, Handbuch der praktischen Arzneilehre, erster Theil, Berlin, 1843.
Cushney, A., Pharmacology and therapeutics or the action of drugs, 5. Ed., London, 1910.
Oswald, A., Chemische Konstitution und pharmakologische Wirkung, Berlin, 1924.
Poulsson, E., revid. Liljestrand G., Lehrbuch der Pharmakologie für Ärzte und Studierende, 11. Auflage, Leipzig, 1937.
92 Poulsson E., revid. Liljestrand G., Lehrbuch der Pharmakologie für Ärzte und Studierende, 11. Auflage, Leipzig, 1937.
93 Cushney A., Pharmacology and therapeutics or the action of drugs, 5. Ed., London, 1910.
Sobernheim J. F., Handbuch der praktischen Arzneilehre, erster Theil, Berlin, 1843.

Auch schon vor Hahnemann war diese anregende Wirkung des Kampfers bekannt. So rühmte beispielsweise der von Hahnemann verehrte Albrecht von Haller (1708-1777) die starke, zerteilende, fäulnis- und entzündungswidrige und in Ohnmacht erweckende Kraft des Kampfers.[94] In einem Aufsatz beschreibt Hahnemann 1796 ebenfalls die stimulierende Wirkung dieser Arznei.[95]

Vor diesem Hintergrund wird denkbar, daß Kampfer tatsächlich eine positive Wirkung auf den Kreislauf entfalten und einen Beitrag zur Überwindung der gefährlichen Situation bei Cholera leisten könnte.

---

94 Leeser O., Lehrbuch der Homöopathie, Bd. B/I pflanzliche Arzneistoffe, Heidelberg, 1973, S. 569.
95 Hahnemann S., Versuch über ein neues Prinzip zur Auffindung der Heilkräfte der Arzneisubstanzen, Journal der prakt. Arzneykunde 2. Bd. 3. und 4. Stück, Jena, 1796.

5 Prophylaxe

Zu Beginn der Choleraepidemie in Deutschland lehnt Hahnemann, wie aus einem Brief vom 20. Juli 1831 ersichtlich wird, noch jegliches Vorbeugungsmittel gegen Cholera barsch ab:

> *„Ein Präservativ gegen die Cholera gibts nicht und kanns nicht geben, außer geregelte Lebensordnung, durch Zuversicht auf den Allregierer gegründeter fröhlicher Muth und Vermeidung der verdächtigen Fremden und Cholerakranken."*[96]

Anfang August schon hatte er seine Meinung revidiert:

> *„(...) Ich hoffe, daß keiner sterben wird, dem zeitig diese Behandlung zu Theil ward, welche zugleich auch durch den eingeatmeten Kampherdunst den Behandler des Kranken am besten vor Ansteckung schützt und so seinem Rettung-Geschäfte die sonst drohende Gefährlichkeit benimmt."*[97]

Bald danach rät er zu homöopathischem Cuprum metallicum als Schutzmittel — eine Empfehlung, bei der er dann auch blieb:

> *„Obgleich die reichliche Anwendung des Kampherspiritus (...) die hülfreichste Behandlung ist, so ist doch der Kampher kein Verhütungsmittel der Ansteckung. Die Schützung vor Ansteckung mit dieser Seuche, wenn sie ganz in der Nähe, oder schon im Orte selbst ist, wird dagegen am Gewissesten erreicht durch Einnehmen eines einzigen, kleinsten Streukügelchens mit der höchsten, potenzierten Verdünnung (...) des Kupfers befeuchtet, wöchentlich einmahl, früh nüchtern, wodurch das Wohlbefinden eines Gesunden nicht gestört wird."*[98]

Eine neuere französischen Arbeit über die homöopathische Behandlung der Cholera im 19. Jahrhundert unterstreicht auch die Wichtigkeit vorbeugender homöopathischer Maßnahmen.[99]

---

96 Haehl, R., Samuel Hahnemann. Sein Leben und Schaffen, II. Band, Leipzig, 1922, S. 251.
Hahnemann zitiert hier Galenus von Prag nach dessen „Sendbrief" („Missum imperatori"), Paragraphen 10, 11, 12 u.ö.; vgl Gloria Wertmann-Haas, altdeutsche Übersetzungen des o.g. „Sendbriefs" (= Untersuchung zur mittelalterlichen Pestliteratur, I), Pattensen bei Hannover, 1983 (= Würzburger medizinhistorische Forschungen [= WmF] Bd. 27).
97 Hahnemann, S., Sicherste Heilung und Ausrottung der asiatischen Cholera; Leipzig, 1831, S. 9.
Auch hier steht Hahnemann in der Tradition der Pestliteratur von 1348 und den Folgejahren [vgl. Wertmann-Haas (wie Anm. 96) und siehe auch WmF Bd. 9 (1977)].
98 Hahnemann, S., Schützung vor der asiatischen Cholera. AAuNdD (1831) Nr. 225, 3057–3058.
99 Lasveaux, L., Traitements homéopathiques du choléra dans la France du XIXe siècle, Lyon, 1988.

6 Die Frage nach der Ansteckungsart

Lange schon vor der ersten Cholerapandemie hatten Forscher und Mediziner bei zahlreichen Gelegenheiten mit großem Eifer die Frage erörtert, welche Erkrankung jeweils miasmatisch (durch krankmachende Ausdünstungen des Erdbodens bedingt — Hahnemann nannte es atmosphärisch-tellurisch) oder kontagiös (ansteckend, durch Kontakt zu übertragen) sei.

Das bedrohliche Hereinbrechen der Cholera hat diese Kontroverse wieder angefacht; sie fand ihren Niederschlag in zahlreichen Schriften, die diese Frage thematisierten. Diese Auseinandersetzung war keineswegs nur ein akademischer Streit um des Rechthabens willen, sondern praktisch bedeutsam, weil aus den verschiedenen Konzepten jeweils schwerpunktmäßig andere Schlußfolgerungen hinsichtlich der zu ergreifenden Schutzmaßnahmen abzuleiten waren.

Auch Samuel Hahnemann, auf der Seite der Kontagionisten stehend, verfaßte eigens zu diesem Thema eine Schrift, weil er fürchtete, daß Ärzte und Krankenpflegepersonal unter Annahme der Nicht-Kontagiosität von Cholera, nur geringe hygienische Sorgfalt walten ließen, und damit die Krankheit eher verbreiten als eindämmen würden.

6.1 Ansteckend oder atmosphärisch-tellurisch?

Diese Frage wird von Hahnemann in der vom 24. Oktober 1831 datierten Schrift „Aufruf an denkende Menschenfreunde über die Ansteckungsart der asiatischen Cholera" ausführlich behandelt. Da sich, wie schon erwähnt, aus beiden Theorien zur Ausbreitungsweise der Cholera unterschiedliche Präventivmaßregeln ergaben, war die Entscheidung, welche nun die tatsächliche Ansteckungsart der Cholera sei, von zentraler Bedeutung.

In seinem Aufruf geht Hahnemann davon aus, daß nur eine der beiden Meinungen zur Verbreitung der Cholera die richtige sein könne. Das

Konzept der von Hahnemann „atmosphärisch-tellurisch" bezeichneten Verbreitungsart der Cholera, entspricht einer Übertragung der Krankheit durch die Luft, womit verständlich wird, daß sich die Schutzmaßnahmen darauf beschränken müßten, Gegenden mit den vermeintlich krankmachenden Dünsten zu meiden oder zu sanieren. Spricht Hahnemann von „atmosphärisch-tellurisch", so meint der damit, was klassischerweise unter „miasmatisch" verstanden wurde. Zum richtigen Verständnis der in dieser Arbeit aufgeführten Hahnemann-Zitate muß darauf hingewiesen werden, daß das „Miasma" im Sprachgebrauch Hahnemanns lediglich eine weiter gefaßte Bezeichnung für (mediatisiert) ansteckende Krankheiten ist.

Dem gegenüber steht die Annahme einer kontagiösen, also ansteckenden Erkrankung, die von Mensch zu Mensch übertragen wird. Selbst wenn wir uns heute dank unseres Wissens um die epidemiologischen Zusammenhänge sofort auf die Seite der Kontagionisten schlagen können, so müssen wir zugeben, daß die miasmatische Theorie nicht ganz „aus der Luft gegriffen" war. Miasmatisch, im klassischen Sinne, war die Vorstellung, daß beispielsweise der Erdboden eine Ausdünstung abgibt, die – als „Verschmutzung" der Luft beigemengt – Menschen krankzumachen in der Lage ist. Besonders in warmen, feuchten, sumpfigen Gegenden, also in Flußniederungen und an stehenden Gewässern nahm man aufgrund der „Malaria" derartige luftverschmutzende Ausdünstungen an. Obschon, wie wir heute wissen, nicht eine derartig geschwängerte Luft für manche Erkrankungen verantwortlich ist, so war die Beobachtung von gewissen Zusammenhängen zwischen geographisch-klimatischen Gegebenheiten und bestimmten Erkrankungen richtig; man denke nur an die Malaria, deren Name (ital. mala aria – schlechte Luft) dieser Benennungsmotivation entspricht[100] und deren Auftreten in feucht-warmen Gegenden ein Faktum ist. Es ist zwar nicht die üble Luft, sondern der Vektor dieser von Plasmodien verursachten Krankheit, die Anopheles-Mücke, die in einen Zusammenhang mit feuchten Gegenden zu bringen ist, dies tut aber der Richtigkeit der beobachteten Koinzidenz von Krankheit und feucht-warmer Gegend keinen Abbruch.

Auch bei der Cholera wurden, neben anderen, ähnliche Zusammenhänge gesehen, nur daß hierbei das Gewässer in seiner Funktion als

---

100 Keil, Gundolf, Malaria, in: Lexikon des Mittelalters, Iff., München und Zürich (1977-)1980ff., hier Bd. VI, 1992.

Trinkwasserreservoir und Kloake den Infektionszyklus von Mensch zu Mensch selbst schloß. So beschreibt noch im Jahre 1852 der Engländer W. Farr den Zusammenhang zwischen Erkrankungsfällen von Cholera und der Höhe über der Themse, in der diese auftraten.[101] Der Gradient, den er dadurch erhält, daß er beides in Relation setzt, zeigt auf eindrucksvolle Weise eine nicht abzustreitende, ungleich höhere Inzidenz in den niedriger gelegenen Gegenden. Die Annahme der von der Themse ausgehenden miasmatischen Ausdünstungen ließ ihn jedoch zur konventionellen Fehlinterpretation seiner Beobachtung kommen.

Aber zurück zu Hahnemann, der zur atmosphärisch-tellurischen Hypothese unter anderem folgendes zu sagen hat:

„Die erstere hat die hartnäckigsten Behaupter, welche anführen, daß wenn die Cholera an dem einen Ende der Stadt ausgebrochen war, vielleicht schon morgen dieselbe am anderen Ende der Stadt wüthe, die Ansteckung folglich nur in der Luft vorhanden sei, und daß sie (die Ärzte) an sich selbst die Richtigkeit der Ansteckung von Cholera bewiesen, indem sie meist unangesteckt und munter blieben, ob sie gleich täglich und eigenhändig sich mit sterbenden Cholerakranken beschäftigten, ja sogar das Ausgebrochene derselben und das aus ihren Adern gelassene Blut gekostet hätten, auch wohl sich neben ihnen ins Bett gelegt hätten u.s.w. Dieses wagehälsige, ekelhafte Verfahren geben sie für das experimentum crucis, das ist, für einen unwiderlegbaren Beweis der Nicht-Kontagiosität der Cholera aus, welche nicht durch Berührung anstecke, sondern in der Atmosphäre vorhanden sei und so die Menschen an ganz verschiedenen Orten befalle.[102]

Eine fürchterlich verderblich, gänzlich unwahre Behauptung!"[103]

Aus dieser Äußerung wird schon hinreichend deutlich, daß Hahnemann der anderen Theorie anhängt. Zur Begründung seiner Überzeugung nennt er Beispiele, die er „öffentlichen Blättern" entnommen habe, von Dörfern, die sich hermetisch absperrten, keinen von außen kom-

---

101 Farr, W., Report on the mortality of cholera in England, 1948–9, p. lxiv (HMSO, London, 1852).
102 Auch E.F. Örtel (in „Medicinische Böcke (...)", S. 6) nimmt hierauf Bezug: „Fünf junge Ärzte in Berlin — von denen, welche die Ansteckungsfähigkeit läugnen — haben mit bloßen Händen die Kranken gerieben, sich von deren Blut eingeimpft und dann sogar von deren Blut getrunken. Einer von ihnen hat bereits diesen kühnen Versuch mit dem Leben gebüßt; woran jedoch sein schwächlicher Körper und ein Wortwechsel die Ursache gewesen seyn soll."
103 Hahnemann, S., Aufruf an denkende Menschenfreunde über die Ansteckungsart der asiatischen Cholera, Leipzig, 1831, S. 3.

menden Menschen hindurchließen und von der Cholera verschont geblieben seien.[104]

Hahnemann teilte auch seine Bewertung der Krankheitsdynamik mit, die er mit einer nicht uninteressanten Erklärung versah:

> *„Der Verlauf, den die Cholera, an jedem einzelnen Orte, den sie durchging, befolgte, war fast gleichförmig der, daß ihre Wuth beim Anfange ihres Grassierens am heftigsten und schnell tödtendsten sich zeigte (offenbar nur, weil damals das Miasm lauter unvorbereitete Naturen antraf, denen selbst das dünnste Choleramiasm etwas ganz Neues, nie Erfahrnes und daher höchst Anfälliges, Ansteckendes war); sie steckte daher damals am häufigsten und tödtlichsten an."*

Hier deuten sich erstaunliche Parallelen zu den Erkenntnissen der Immunologie an. Der rasche Abfall der Erkrankungsfälle läßt sich mit den begrenzten Möglichkeiten an Krankheitsverläufen erklären: Entweder kommt es zur Genesung mit einer gewissen Immunität oder der Erkrankte stirbt; eine Neuerkrankung ist damit im einen Fall weniger wahrscheinlich, im anderen naturgemäß unmöglich.

Auch ein anderer Gedanke, der sich in wiederholten Beobachtungen zur Cholera bestätigen ließ (und im „Pariser Pestgutachten" von 1348 vorgegeben ist; vgl. WmF 7, 1977), findet sich bei Hahnemann, wenn er beschreibt, daß sich diejenigen, die durch „üble Lebensweise entnervt" waren, am leichtesten ansteckten.

Diese heute vielleicht trivial anmutende, aber wichtige Erkenntnis hat für die Cholera nach wie vor ihre volle Gültigkeit. Ob es nun besonders die unzureichenden hygienischen Verhältnisse in den unteren Bevölkerungsschichten sind, oder — sei es zusätzlich bzw. überwiegend — die dort häufig angetroffene, armutsbedingte, körperlich schwächende Mangelernährung ist, die dem Erkranken Vorschub leisten, ist auch zu unserer heutigen Zeit noch nicht entschieden.[105]

---

[104] Auch Anton Schmit teilt Hahnemann in einem Brief (Nr. 364 IGM Stuttgart) vom 1. Oktober 1830 folgendes mit: „In Wien will man mit Teufelsgewalt, daß sie [die Cholera] epidemisch, nicht contagiös sey; die Bauern auf den nahen Dörfern kehren sich aber nicht daran, sondern drohen jeden Wiener todt zu schlagen, der sich auf ein Dorf hinauswagt. Jedes Dorf um Wien schließt sich für sich ab und die Einwohner sind dabey so strenge, daß sie mit Todtschlage jeden bedrohen, der ins Dorf herein will, selbst wenn er vom Dorfe selbst herstammt."

[105] Top, F. H., Wehrle, Sr. P. F. (Ed.), Communicable and infectious diseases, 7th edition, Saint Louis, 1972, S. 142 ff.

Was nun aber weiterhin in dieser Schrift an hahnemannianischer Spekulation zu lesen ist, fügt sich nicht ganz in die rein kontagionistische Argumentation:

> *„In der Folge mehrten sich die Erkrankungen und mit ihnen auch, durch den Verkehr der Einwohner der Stadt unter einander, die Masse der verdünnteren Miasms, wodurch eine Art örtlichen Choleramiasma-Dunstkreises in der Stadt entstand, an welchem sich die mehr oder weniger kräftigen Individuen allmählich zu gewöhnen und sich dagegen abzuhärten Gelegenheit fanden, so daß nach und nach immer weniger Einwohner davon angesteckt werden und daran heftig erkranken konnten (die Cholera herrschte dann, wie man sich ausdrückte, milder), bis zuletzt alle Einwohner sich fast gleichförmig dagegen abhärteten, und so die Epidemie in dieser Stadt verlosch."*

In dieser Passage schimmert mit dem „örtlichen Cholera-Dunstkreis" immer noch das klassische Konzept des Miasmas durch. Treffender jedoch beschreibt Hahnemann das „Cholera-Miasm", den „Ansteckungsstoff der Cholera", als zur Vervielfältigung, besonders in „dumpfigen", „von moderigen Wasserdünsten erfüllten Räumen, fähiges Wesen". Er nennt es auch die „Brut jener, dem menschlichen Leben so mörderisch feindlichen, unendlich feinen, unsichtbaren, lebenden Wesen." Es gibt keinen Hinweis darauf, daß sich Hahnemann mit der Mikroskopie auseinandergesetzt hätte, somit hat diese Äußerung lediglich den Stellenwert einer − naturhistorisch vorgegebenen − Spekulation.

Hahnemann war mit derartigen Vermutungen nicht allein, auch wenn sein Biograph Richard Haehl und Homöopathiehistoriker Rudolf Tischner dies behaupten, so beschreibt denn auch Prof. Mila aus Warschau den Cholerastoff als eine große Menge kleiner organischer, lebender Wesen, ähnliches äußerten Adam Neale[106], Pitschaft, Wiedemann, Hufeland u.a.[107] Für die Cholera nostras hatte Bertrant schon im Jahre 1683 (und das bedeutet: unbeeinflußt vom ontologischen Krankheitsbegriff der naturhistorischen Schule) einen Erreger gefordert; so spekulierte er über „hefeartiges Gift das eine scharfe Säure bildet und die Schleimhaut anätzt".[108]

Der obig geschilderten Form der Abhärtung schreibt Hahnemann die Immunität derer zu, die häufigen Umgang mit Cholerakranken hatten,

---

[106] Neale, A., Researches to establish the truth of the Linnaean doctrine of animate contagions, London, 1831, S. 186.
[107] Sticker G., Abhandlungen aus der Seuchengeschichte und Seuchenlehre, Bd. II, Die Cholera, Gießen, 1912, Seite 200.
[108] Bertrant, Dr., Reflexion sur l'acide et sur l'alcali. Lyon, 1683.

namentlich Ärzte und Krankenpflegepersonal. Gerade diese, die gegen die Cholera immun sind, so wird bemängelt, betrachteten diese Tatsache als Beweis dafür, daß die Cholera nicht kontagiös sei, und trügen somit

> *„an ihrer Haut, in ihren Haaren, wahrscheinlich auch in ihrem Athem den vom eben besuchten Cholerakranken ihnen anhängenden, unsichtbaren (wahrscheinlich lebenden) und sich immerdar ferner generierenden Ansteckungsstoff unbewußt und ungescheut in der Stadt umher zu ihren Bekannten, die er unversehens, ohne daß sie es ahnen, unausbleiblich ansteckt. So werden die Choleraärzte und Krankenwärter die gewissesten und häufigsten Verbreiter und Mittheiler der Ansteckung weit und breit, (...)"*[109].

Die äußerliche und innerliche Verabfolgung des Kampfers, stellt laut Hahnemann jeden Kranken nicht nur unfehlbar wieder her, sie schützt auch gleichzeitig den Behandler vor Ansteckung und tötet „zugleich das (vermuthlich aus unzähligen, unsichtbaren, lebenden Wesen bestehende) Miasm", das sich an der Wäsche etc. festgesetzt hat, ab, so daß Ärzte und Pflegepersonal keinen Ansteckungsstoff mit sich nehmen und niemanden mehr anstecken können.

---

109 Hahnemann, S., Aufruf an denkende Menschenfreunde über die Ansteckungsart der asiatischen Cholera, Leipzig, 1831, S. 39.

7 Die Behinderung der Homöopathie durch Behörden und Schulmedizin am Beispiel der Cholera

7.1 Zensur

7.1.1 Zensurversuch bei Hahnemanns „Aufruf"

Aus vielen zeitgenössischen Beiträgen im Allgemeinen Anzeiger der Deutschen zum Thema geht hervor, daß bei der schreibenden Zunft die Zensur von Gedrucktem ein wiederholt besprochenes Ärgernis war.

Auch Hahnemann blieb davon nicht verschont. Er reichte im Oktober 1831 seine Schrift „Aufruf an denkende Menschenfreunde über die Ansteckungsart der asiatischen Cholera" bei der Köthener Zensurbehörde zur Genehmigung des Abdruckes ein.[110] In diesem Aufsatz jedoch fanden sich einige Passagen, in denen er diejenigen unter den Ärzten und unter dem Krankenpflegepersonal, die die Cholera als nicht kontagiös ansahen und sich infolgedessen recht fahrlässig verhielten, scharf angreift. Der Geheime Finanzrat von Behr unterrichtete hiervon seinen Dienstherren Herzog Heinrich und empfahl diesem, Hahnemann unter Hinweis auf eine mögliche Rücknahme der ihm durch seine herzogliche Durchlaucht gewährten, „der Medicinalordnung zuwider laufende[n], großen Freiheiten"[111] die Streichung dieser Passagen nahezulegen. Ihm solle auf das Bestimmteste angedeutet werden, „sich aller Bekanntmachungen zu enthalten, welche den Zweck hätten, Erbitterung gegen die allöopathischen, für jetzt doch keinesfalls zu entbehrenden Ärzte zu erwecken" – man wollte also keinen zusätzlichen Unfrieden in der ohnehin schon unruhigen Zeit der Choleraepidemie.

Herzog Heinrich folgte im großen und ganzen den Vorschlägen seines Geheimen Finanzrates und übermittelte diese Anschauungen in einem vom 22. Oktober 1831 datierten Brief an Hahnemann, der darüber hin-

---

110 Haehl, R., Samuel Hahnemann. Sein Leben und Schaffen, II. Band, Leipzig 1922, Seite 243, Anlage 104.
111 Hiermit dürfte die Hahnemann durch den Herzog gewährte Dispensierfreiheit gemeint sein.

aus noch den Vorwurf enthielt, Hahnemann hätte einen Distriktsaufseher — den Fleischermeister Kayser — zu sich bestellt, um diesem ein Glas mit Kampferspiritus, ein anderes mit Streukügelchen und die Anweisung, wie dies anzuwenden sei, zu geben.[112]

Hahnemann war anscheinend wenig geneigt, sich den Mund verbieten zu lassen, entzog daher kurzerhand sein Opus dem landesherrschaftlichen Einflußbereich und ließ seine Flugschrift, noch bevor er das Schreiben seines Herzogs erwiderte, dem Leipziger Verlag von Carl Berger ohne jegliche Streichung zum Abdruck zukommen.[113] Im Antwortschreiben an seinen Landesherren vom 26. Oktober 1831 ging Hahnemann zwar in aller Genauigkeit auf die den Fleischermeister Kayser betreffenden Anschuldigungen ein, verlor aber kein Wort über den Wunsch des Herzogs nach Unterlassung von „eifernden Äußerungen" gegen die allopathischen Ärzte.[114]

Als dieser Schachzug ruchbar wurde — der Herzog wurde darüber wieder durch von Behr in Kenntnis gesetzt — verfügte Herzog Heinrich, um „Aufregungen, Streit und Unfrieden" zu vermeiden, ein Verkaufs- und Druckverbot dieser Schrift in seinen Landen und insbesondere für die Auesche Buchhandlung, bei der sie schon zum Verkauf auslag.[115]

Desgleichen durfte auf Betreiben des Leipziger Hof- und Medizinalrates Dr. Clarus[116] ein Bericht an Hahnemann über die homöopathische

---

112 Haehl, R., Samuel Hahnemann. Sein Leben und Schaffen, II. Band, Leipzig, 1922, Seite 244, Anlage 104.
113 Der „Aufruf an denkende Menschenfreunde" datiert vom 24. Oktober 1831.
Haehl, R., Samuel Hahnemann. Sein Leben und Schaffen, II. Band, Leipzig, 1922, Seite 246, Anlage 104.
114 Haehl, R., Samuel Hahnemann. Sein Leben und Schaffen, II. Band, Leipzig, 1922, Seite 246, Anlage 104.
115 Haehl, R., Samuel Hahnemann. Sein Leben und Schaffen, II. Band, Leipzig, 1922, Seite 246, Anlage 104.
116 Clarus, Johann Christian August C., Arzt, geb. 1774 in Buch am Forst bei Coburg, habilitierte sich 1799 an der medizinischen Fakultät in Leipzig als Privatdozent, wurde 1803 außerordentlicher Professor für Anatomie und Chirurgie, 1820 zum ordentlichen Professor der medizinischen Klinik und zum Oberarzt am dortigen Jakobs-Hospital ernannt, gab seine amtliche Stellung 1848 auf und privatisierte bis zu seinem Tode im Jahre 1854. Clarus war ein in seinen Kreisen hochgeschätzter Arzt und sehr beliebter Lehrer; seine literarischen Leistungen können auf höhere Anerkennung keinen Anspruch machen.
Nicht zu verwechseln mit Carl Gustav Carus (1789–1869), Arzt, Geburtshelfer, Gelehrter und bildender Künstler, ebenfalls Professor in Leipzig.
(Nach: Allgemeine Deutsche Biographie, Bd. 4, Leipzig 1876).

Behandlung der Cholera von Dr. Schréter aus Lemberg, der in einer Ausgabe der Leipziger Politischen Zeitung schon gedruckt vorlag, nicht ausgegeben werden. Die Zeitung konnte erst erscheinen, nachdem sie umgedruckt worden war.[117]

7.1.2 Zensur in Österreich

Der in Wien arbeitende Dr. Anton Schmit mußte naturgemäß auch mit gewissen Problemen zurechtkommen, denn die Homöopathie als solche war im Österreich Metternichs offiziell verboten. Die Choleraschriften Hahnemanns durften somit in Wien nicht gedruckt werden. Schmit umging das Druckverbot, indem er 1000 Exemplare „abschreiben" (d. h. lithographieren) ließ.[118] Dennoch oder vielleicht gerade deshalb wurden dort diese Aufsätze mit großem Interesse aufgenommen. Selbst unter den Wiener Allopathen seien sie wohl bekannt gewesen, nur hätten jene öffentlich dagegen nicht Stellung bezogen.[119] Schmit vermutete, sie wollten mit einem derartigen Verhalten verhindern, daß Laien unnötig auf diese Aufsätze aufmerksam gemacht werden.[120]

In Wien verbreitete Dr. Schmit die Empfehlung, am Leib kleine Kupferplättchen als Schutzmittel gegen die Cholera zu tragen.[121] Da hier keine Rede von homöopathischer Arzneizubereitung war, konnte Schmit von Behörden unbehelligt diese Anweisung geben, der dennoch der homöopathische Ähnlichkeitsgedanke zugrunde lag und sich an Hahnemanns Rat, homöopathisches Kupfer (Cuprum metallicum) als Vorbeugungsmittel zu geben, anlehnte. Nach Schmits Angaben florierte in Wien der Handel mit den Kupferplättchen, die es überall zu kaufen gab; so hätte die ganze Garnison und der größte Teil der Bevölkerung die Plättchen getragen.[122]

Michael von Lenhoschek war seit 1825 Erster Stadtarzt von Pest und hatte sich die Feindschaft der Homöopathen vor allem deshalb zugezogen, weil er im August 1831 die Veröffentlichung eines Aufrufs in der

---

117 AAuNdD, (1831) Nr. 237, Sp. 3213–3214.
118 Brief Nr. 441 (Hahnemann an Stapf), IGM Stuttgart.
119 Brief Nr. 364 (Schmit an Hahnemann), IGM Stuttgart.
120 Brief Nr. 364 (Schmit an Hahnemann), IGM Stuttgart.
121 Brief Nr. 364 (Schmit an Hahnemann), IGM Stuttgart.
122 Brief Nr. 364 (Schmit an Hahnemann), IGM Stuttgart.

Pester Zeitung verhinderte, mit dem die Bewohner Raabs, überzeugt durch die Heilerfolge Bakodys, weitere homöopathische Ärzte zur Bekämpfung der Cholera in ihre Stadt zu holen hofften. Der Aufruf ist dann etwas später am 6. September 1831 im Magjar-Kurir, Nr. 20, erschienen. Über weitere gegen die Homöopathie gerichtete Zensurakte Lenhoscheks berichtet Attomyr in seinen „Briefen über Homöopathie".[123]

7.2 Kein homöopathisches Krankenhaus für Leipzigs unbemittelte Cholerakranke

Am 23. Juni 1831, kurz nach dem Einbruch der Cholera in Deutschland, ersuchten vier Leipziger Homöopathen, die Dres. Franz, Hartmann, Haubold und Müller, beim Magistrat der Stadt um die Erlaubnis nach, eines der zu errichtenden Krankenhäuser für unbemittelte Cholerakranke übernehmen zu dürfen. Dabei boten sie unentgeltlich ihre ärztliche Tätigkeit an und wollten auch die Kosten für die hierzu benötigten Arzneien selbst übernehmen. Nach ihrer Vorstellung sollte in diesem Hospital die Homöopathie zwar Vorrang haben, sie stellten aber gleich klar, daß sie auch andere, insbesondere antipathische Maßnahmen ergreifen wollten, sofern es der Zustand des Cholerakranken erforderlich machen sollte.

Der Magistrat der Stadt Leipzig schob die Verantwortung für diese heikle Entscheidung seinem Stadtphysikus, dem Medizinalrat Dr. Clarus zu, der den Bittstellern in einem Gespräch zunächst seine Unterstützung in der Sache zusicherte, ihnen aber später in seinem Entwurf zum Modus der Zusammenarbeit derart einschränkende, weil restriktive Bedingungen zumutete, daß selbst die der Homöopathie wenig gewogene Immediatkommission auf gemäßigtere Vorschläge hinwirkte.[124]

---

123 Sander, S., Wittern R., Ein Streiter für die Homöopathie — Vier Briefe Joseph Attomyrs an Samuel Hahnemann, Jahrbuch des Instituts für Geschichte der Medizin der Robert Bosch Stiftung, Hrsg. R. Wittern, Bd. 2 (1983), S. 89 Anm. Vgl. J. Fr. Hennicke in: Anton Schmit, Homöopathische Behandlung der Cholera, der allöopathischen gegenüber. AAuNdD (1831) Nr. 321, Sp. 4284, Anm.
124 Als Immediatkomission wurde eine Kommission bezeichnet, die unmittelbar der Regierung unterstand.

Da Dr. Clarus nicht bereit war, einem solchen Krankenhaus die von den vier Ärzten geforderte und nach den sonstigen Gepflogenheiten übliche Eigenständigkeit zu gewähren, kam es zu keiner Einigung und die Stadt lehnte Ende Juli 1831 ab.

Die eigentlichen Gründe für das Scheitern dieses Vorhabens war wohl eine grundsätzliche Skepsis der Homöopathie und deren Repräsentanten gegenüber, weswegen Dr. Clarus, unterstützt durch den Stadtrat, Bedingungen stellte, die die vier Ärzte ihrerseits nicht anzunehmen gewillt waren, ferner die Furcht ein von den Behörden genehmigtes homöopathisches Krankenhaus könnte als öffentliche Anerkennung der Homöopathie gewertet werden und nicht zuletzt die ewig strittige Frage des Selbstdispensierens von Medikamenten.[125]

Besonders am letzten Punkt läßt sich die wenig wohlwollende Haltung der Behörde deutlich zeigen. So wurde 1825 ein Edikt erlassen, das den Ärzten das Selbstdispensieren der Arzneien für Arme gesetzlich erlaubte, eine Regelung die ohne weiteres auch auf ein „Krankenhaus für unbemittelte Cholerakranke" hätte Anwendung finden können.[126]

In St. Petersburg hingegen konnte Dr. Herrmann am 6. Juli mit obrigkeitlicher Billigung ein homöopathisches Krankenhaus für Cholerakranke eröffnen.[127]

---

125 Da es häufiger vorkam, daß die Pharmazien statt der verordneten homöopathisch bereiteten Arznei nur unarzneiliche Streukügelchen abgaben, war es ein besonderes Anliegen der homöopathischen Ärzte, selbst hergestellte oder aus zuverlässiger Quelle stammende Arzneien direkt an den Patienten abzugeben. Dies hat wiederholt zu Auseinandersetzungen mit der Apothekerzunft geführt.
Hennicke, J. Fr., Selbstdispensieren der Ärzte. AAuNdD (1832) Nr. 141, Sp. 1863-1866.
126 „Cholera und Medizinalbehörde in Berührung" hrsg. vom Leipziger Lokalverein homöopathischer Ärzte, im „Archiv für Homöopathische Heilkunst", hrsg. v. E. Stapf, 11 (1831) 1, S. 1-32.
127 Cholera und Medizinalbehörde in Berührung, hrsg. vom Leipziger Lokalverein homöopathischer Ärzte, im „Archiv für Homöopathische Heilkunst", hrsg. v. E. Stapf, 11 (1831) 1, S. 3.

7.3 Hahnemann interveniert für die Berliner Homöopathen

Hahnemann sind Berichte zugetragen worden, wonach die Berliner homöopathischen Ärzte in ihrer Arbeit bei der Behandlung von Cholera behindert worden seien. Dies hat ihn allem Anschein nach zu einer Eingabe bei der dortigen Regierung bewogen. Ob diese Eingabe identisch mit dem „Offenen Sendschreiben an die Majestät des Königs Friedrich Wilhelm III." (vgl. Anhang) vom 12. November 1831 war, kann nur vermutet werden. In einem Brief an Hahnemann verweist Dr. Groß aus Jüterbog auf einen Bericht Dr. Hainels über die homöopathische Behandlung der Cholera in Berlin, demzufolge dort ein Dispensierverbot für Homöopathen ausgesprochen worden sei.[128]

Mit dem Datum vom 29. November übermittelt Hufeland die Antwort des Ministers an Hahnemann. Dem Schreiben zufolge stünden den Dres. Stüler und Hainel „schon seit 6 Wochen eigene Lazarettzimmer für diese Behandlung" zur Verfügung und es würde „ihnen übrigens nichts in den Weg gelegt".[129]

---

[128] Brief Nr. 242 (W. Groß an Hahnemann), IGM Stuttgart.
[129] Brief Nr. 386 (Hufeland an Hahnemann), IGM Stuttgart.

8 Hahnemanns Choleraschriften aus der Sicht verschiedener Zeitgenossen

Die Auseinandersetzung über die richtige Heilmethode für die Cholera führte zu Anfeindungen zwischen den Vertretern verschiedener Auffassungen. Hier soll anhand einiger Beispiele gezeigt werden, wie die mit dem Problem der Cholera befaßten Kreise auf Hahnemanns öffentliche Äußerungen reagierten. Beispielsweise schreibt der Arzt Johann August Hegar im Jahre 1831:

> *„Hahnemann sah diesmal ein, daß er sich getäuscht hatte und durch einen wahren logischen salto mortale, da die Trilliontheilchen des Veratrums nichts halfen, schlug er den Kampfer in den ungeheuersten allopathischen Dosen als Heilmittel der Cholera vor! Kurz, übermäßiger Kampferspiritus innerlich (1 Drach. in Unc. II. heißem Wasser, davon ein Theelöffel voll minutenweise gereicht), übermäßiges Waschen mit Kampferspiritus äußerlich, so wie übermäßiges Klistieren mit Kampfer, Einwickelung der Kranken in mit Kampfer durchräucherte Decken, dabei Einhüllen des nach Sauerstoff begierigen armen Kranken in mit stickstoffhaltigem Kampferdunst (er soll im Zimmer auf heißem Blech verdünsten.), kurz, eine vollständige Leibesschwemme von innen und außen mit Kampfer sollte nun, nach dem Ausspruche des Köthischen Orakels, die wahre Panacee der Cholera seyn – Ob die jetzt in Deutschland circulierenden lithographierten Briefe, welche das Lob dieser Behandlung in alle Welt ausposaunen sollen, homäopathischen Ursprungs sind, lasse ich dahin gestellt seyn, obgleich frühere Intriguen und der Gebrauch unerlaubter öffentlicher Mittel für eine solche Annahme sprechen. Gewiss ist es aber, daß mit Lügen in dieser, der Menschheit so wichtigen Sache umgegangen wird. So heißt es z. B. von 600 Cholerakranken, die mit der Kampferkur behandelt worden sind, ist kein einziger gestorben. Nur der Jude Apella kann so großes Aufbinden glauben! – Ist denn die Krankheit bei allen Individuen trotz Geschlecht, Temperament, Alter, Leibes- und Jahres-Constitution immer eine und dieselbe?*
>
> *(...)*
>
> *Nachdem also eine ungeheure Bresche in die eigene Festung geschossen war, suchte Hahnemann dieselbe, gleichviel durch was, wieder zu schließen. Vorerst hielt er folgenden erläuternden Zusatz zu seiner Abhandlung über die Heilung der Cholera durch Kampfer für nothwendig. (...)"* [hier zitiert Hegar, mit eingestreuten Kommentaren Hahnemanns Zusatz, vgl. Kap. 4.4.3].
>
> *„Aus dieser letzten Behauptung schließe ich, daß die Influenza in Köthen das Krankheitsbild der asiatischen Cholera an sich trug, sonst könnte der Kampfer unmöglich für beide Krankheiten das ächte Spezifikum abgeben."*[130]

---

130 Hegar, Johann August, Vademecum für die Behandlung der abendländischen Cholera, Darmstadt, 1831.

Hegar bildet insofern eine Ausnahme gegenüber anderen Autoren, die sich über Hahnemanns Choleraschriften auslassen, als er sich mit dem Geschriebenen inhaltlich auseinandergesetzt hat, und dabei die recht augenfälligen Ungereimtheiten hinsichtlich der Anwendung von Kampfer bei der Cholera zum Ziel seiner Angriffe macht. Im gleichen Aufsatz kommentiert Hegar die im Allgemeinen Anzeiger der Deutschen vom 20. August 1831 veröffentlichte Empfehlung Hahnemanns, potenziertes Kupfer als vorbeugendes Mittel gegen die Ansteckung mit Cholera zu verwenden. Da sich Hahnemann in den Aussagen dieses Artikels innerhalb seines homöopathischen Lehrgebäudes bewegt, kann Hegar, abgesehen von seiner grundsätzlichen Ablehnung der Homöopathie, sich lediglich in einer für diese Zeit und diese Broschüren typischen Polemik ergehen:

> *„Obgleich sich noch viel über diese Angabe des Allesverdünners sagen ließe, so ist doch noch mehr darüber zu lachen; denn die Homöopathie kommt mir dabei wie eine arme Maus vor, die in geschlossenem Raume von einer munteren Katze namens Cholera, verfolgt wird, ohne ein sicheres Loch zur Lebensrettung zu finden. Gewiß die Allopathie wünscht zum endlichen Schmauße einen gesegneten Appetit und gute Verdauung."*

In einer liebevoll ausgestatteten Broschüre klagt der „Ansbacher Wasserhahn", wie Prof. Örtel von dem oben erwähnten Hegar genannt wurde, zuweilen recht sarkastisch das Treiben der Ärzte bei der Cholerabehandlung an.[131] Im ersten Kapitel, genannt „Erster Bock" beschreibt er wie berühmte französische Ärzte, die von der medizinischen Akademie in Paris den Auftrag erhalten hatten, die Cholera zu begutachten, dabei vorgegangen seien. Ganz im Sinne der spekulativen Medizin fielen auch die Ergebnisse aus: Ein Arzt schuldigte eine Rückenmarkserweichung an, ein anderer eine Entzündung der Darmhaut, der nächste sah die Ursache beim Herzen, ein vierter nahm den Sitz der Krankheit in der Lunge an.

Diese Spekulationen sind nicht spezifisch für die französische Medizin, auch in Aufsätzen vieler deutschsprachiger Ärzte finden sich zeitspezifisch spekulative, erdachte Behauptungen zum Wesen der Cholera asiatica. Auf hierfür exemplarische (weil vom Thierischen Magnetismus beeinflußte) Weise schreibt Dr. Siegmeyer aus Berlin in einem Brief vom 2. November 1831 an Hahnemann folgendes:

---

131 Örtel, E., Medicinische Böcke von Aerzten (...) geschossen (...).

> *„Ich habe hier viel Gelegenheit gehabt, die sonderbaren Wendungen und verschiedenartigen Ausbrüche der Cholera im Stillen zu beobachten und ich muß noch heute bei meiner Meinung bleiben, daß es der mit Luftstoff verbundene blausaure Kalistoff ist, dem ich eine magnetische Eigenschaft zuschreiben muß; denn wenn man die Winde stets aus dem Körper abtreibt, so fallen allemal die Krämpfe, das Coagulieren des Bluts, die Kälte, die flüchtigen Stühle, der Schmerz in der Herzgrube, der Krampf im Magen u.s.w. weg."* [132]

Auch Hahnemanns Broschüre „Sicherste Heilung und Ausrottung der Cholera" ist ein Kapitelchen gewidmet, hier wird nach Örtels Auflistung der sechzehnte Bock geschossen. So hält Örtel den Kampfer, der ja laut Hahnemann die Fähigkeit haben soll, lebende Miasmen zu vertilgen, für scharf und reizend und möchte ihn mit Vorsicht angewandt wissen. In der Empfehlung Hahnemanns, man solle die Kranken mit Kampfergeist abreiben, sieht Örtel, der fälschlicherweise annimmt, der Kampfer soll hierbei in Wasser gelöst zur Anwendung kommen, eine Bestätigung seiner (schlesischem Vorbild entlehnten) Hydrotherapie.

Weiterhin berichtet Örtel, wie sich auch Apotheker in dieser Notzeit mit Wucherpreisen für sogenannte Präservativmittel an der verängstigten Bevölkerung bereicherten.

> *„Die Apotheker werden jetzt reich, wenn sie es noch nicht sind. Vor sechs Wochen galt der Ctr. Fliederthee 5 Thlr., jetzt kostet er 60 Thlr."* [133]

---

132 Haehl, R., Samuel Hahnemann. Sein Leben und Schaffen, II. Band, Leipzig, 1922, Seite 250.
133 Örtel, E., Medicinische Böcke von Aerzten (...) geschossen (...), S. 14.
Vgl. auch: AAuNdD (1831) Nr. 263, Sp. 3573–3575.
Tilesius v. T., W., Über die Cholera, 2. Abteilung, Nürnberg, 1831, S. 189.

9 Kosten der Choleratherapie

Die Behandlung der Cholera hatte neben humanitären und medizinischen auch finanzielle Aspekte, denn für die allopathische Therapie waren keine unwesentlichen Summen vonnöten, insbesondere waren es die Kosten für die Beschaffung von Medikamenten (z. B. für Krankenhäuser), die hier bei den Kommunen kräftig zu Buche schlugen. Zudem verschrieben die Allopathen (in Hoffnung auf dosisabhängige Wirkung) wesentlich mehr, als tatsächlich benötigt wurde — eine uns heutzutage nicht fremde Praxis.[134]

Die angeblich schlechten allopathischen Behandlungsergebnisse allein wären schon Grund genug gewesen, diese Therapie einzustellen, umso verständlicher, daß oppositionelle Geister nicht verstehen konnten, warum dafür auch noch Unsummen öffentlicher Gelder ausgegeben werden mußten. Hierzu schreibt J. Buchner übereinstimmend mit Krüger-Hansen:[135]

> *„Aus diesen (...) Tathsachen ist ersichtlich, (...) daß die Arzneikosten allopathischer Seits 2 Mal so viel für den einzelnen Tag betragen, als die homöopathischen Mittel für die ganze Dauer der Krankheit, falls sie der dirigierende Arzt nicht gratis liefert, wie es in der Privatpraxis geschieht."*[136]

Die Kosten der homöopathischen Therapie waren systembedingt wesentlich geringer, so daß die Homöopathen die Arzneien gratis abgeben konnten, auch Hahnemann verteilte die homöopathischen Arzneien und den Kampferspiritus kostenlos.[137] Bei vielen Apothekern waren daher die Homöopathen nicht wohl gelitten, heutzutage gilt dies (nach den Anerkennungserfolgen Wagners)[138] außerhalb Deutschlands immer noch.

---

134 Krüger-Hansen, B., Die Homöopathie und Allopathie auf der Wage, Güstrow und Rostock, 1833, S. 177 ff.
135 Krüger-Hansen, B., Die Homöopathie und Allopathie auf der Wage, Güstrow und Rostock, 1833, S. 177 ff.
136 Buchner, J., Resultate der Krankenbehandlung allopathischer und homöopathischer Schule, München, 1843, S. 14.
137 Haehl, R., Samuel Hahnemann. Sein Leben und Schaffen, II. Band, Leipzig, 1922, Seite 245, Anlage 104.
138 Persönliche Mitteilung Prof. Dr. Dr. G. Keil, Würzburg. Gerhard Wagner (Reichsärzteführer).

10 Vergleichende Statistiken über Behandlungserfolge bei Cholera mit Allopathie und Homöopathie

Der Medizinhistoriker Georg Sticker gibt als zuverlässigste Ziffer für die Cholerasterblichkeit im 19. Jahrhundert eine Größenordnung von 55% der Fälle an, bei der er nur die ausgebildeten Fälle mit einem Vollbild von Cholera berücksichtigte.[139]

Es gab schon im Jahre 1831 aus dem gleichen Bezirk Statistiken, die die Letalität mit 60% angaben, während andere sie mit nur 0–3% bezifferten.[140] Erstere stammen von den kontagionistischen Behörden, die letzteren insbesondere von Homöopathen.[141]

Sticker glaubt nicht an eine Fälschung dieser Statistiken durch die Homöopathen und zeigt sich überzeugt, daß sicherlich nur die schweren Choleraanfälle gezählt worden waren. Allerdings führt er die Erfolge der Außenseiter nicht etwa auf den Einsatz homöopathischer Mittel zurück, als vielmehr auf das Unterbleiben der „heroischen" allopathischen Therapien und die mutmaßlich bessere Lebenssituation der homöopathischen Klientel, womit bei derartigen Darmerkrankungen auch eine ungleich günstigere Prognose einhergegangen sei.

Obschon die letztere Begründung Stickers grundsätzlich nicht unerheblich ist, so trifft sie im Ausnahmefall Cholera und insbesondere bei bestimmten Homöopathen nicht zu. Dies läßt sich durch eine genauere Untersuchung der Berichte über homöopathische Heilungen von Cholera in den Jahren 1831/32 zeigen, aus denen klare Hinweise darauf abzuleiten sind, daß es sich bei den kurierten Kranken nicht ausschließlich um Angehörige besserer Kreise gehandelt hatte:

---

139 Sticker G., Abhandlungen aus der Seuchengeschichte, II. Band: Die Cholera, Gießen, 1912, Seite 375.
140 Sticker G., Abhandlungen aus der Seuchengeschichte, II. Band: Die Cholera, Gießen, 1912, Seite 375.
141 Roth, J. J., Die homöopathische Heilkunst in ihrer Anwendung gegen die asiatische Brechruhr, Leipzig, 1833. Diese Schrift verfaßte er im Auftrag Sr. Maj. des Königs von Bayern.

"Herr Dr. Lövy praktischer Arzt in Prag, behandelte als Distriktsarzt in jenem an der Moldau gelegenen Theile der Stadt, wo die Cholera zuerst ausbrach und am heftigsten wüthete, 80 Cholerakranke, von denen 8 starben, rein homöopathisch. Die Cholerinen, welche er zu behandeln hatte heilte er durchgehends und dies machte umso größern Eindruck, da die meisten jener Kranken seines Bezirks, welche mit Cholerinen behaftet, ins Hospital gebracht wurden, an der Cholera starben."[142]

Als Distriktsarzt dürfte Lövy für Patienten aller Schichten gleichermaßen zuständig gewesen sein. Ähnliches darf man für Dr. Gerstl annehmen, da er auch in den Dörfern Cholerakranke behandelte:

"Herr Dr. Gerstl früher praktischer Arzt in Prag, gegenwärtig aber in Brünn, war von Prag nach Mähren gereist, um dort Erfahrungen über die homöopathische Behandlung der Cholera zu sammeln (...). Er behandelte in Mariahilf, einem auf der von Brünn nach Wien führenden Straße, liegenden Dorfe 47 Cholerakranke, rein homöopathisch, von welchen 42 genasen und 5 starben. Dann behandelte er auf der dem Hrn. Baron Friedrich von Schell gehörenden Herrschaft Tischnowitz in Mähren in mehreren Dörfern und in der Stadt Tischnowitz selbst 283 Cholerakranke, von welchen 252 genasen, 31 aber gestorben sind. Mehrere amtliche Bestätigungen und ein Zeugnis von der Polizeidirektion in Brünn geben Beweise von der rastlosen Tätigkeit des Hrn. Dr. Gerstl (...)."[143]

Recht eindeutig wird dieser Umstand durch eine Passage aus dem Zeugnis belegt, das Dr. Gerstl von Freiherr Friedrich von Schell in Tischnowitz ausgestellt bekam:

"(...) wobey nicht zu übersehen ist, daß Sie mit ungemein großen Hindernissen zu kämpfen hatten hinsichtlich der Armuth, der Noth und der meist so sehr überfüllten, ungesunden Wohnräume des hiesigen Landvolks, welches noch außerdem im Anfange schwer dazu bewegen war, Ihren Vorschriften Folge zu leisten."[144]

Es waren aber nicht nur Homöopathen, sondern sogar die gemeinhin gegen die homöopathische Zunft eingestellten Behörden, die Sammelstatistiken mit derartigen Ergebnissen veröffentlichten.[145]

Dr. Bakody, der im burgenländischen Raab (Ungarn) praktizierte, berichtet in einem Brief an seinen Wiener Kollegen Dr. Anton Schmit

---

142 Roth, J. J., Die homöopathische Heilkunst in ihrer Anwendung gegen die asiatische Brechruhr, Leipzig, 1833, S. 16ff.
143 Roth, J. J., Die homöopathische Heilkunst in ihrer Anwendung gegen die asiatische Brechruhr, Leipzig, 1833, S. 19ff.
144 Schell, Friedrich Freiherr von, im AAuNdD (1832) Nr. 195, Sp. 2564-2565.
145 Buchner, J., Resultate der Krankenbehandlung allopathischer und homöopathischer Schule, München, 1843, S. 6.

über sehr erfolgreiche homöopathische Behandlungen von Cholerakranken, bei denen nur 6 von 154 Kranken (rund 4%) gestorben sein sollen.[146] Aus einem etwas umfangreicheren Zahlenmaterial schöpfend kam Joseph Buchner 1843 zu einem ähnlich krassen Verhältnis: Bei allopathischer Behandlung der Cholera starben durchschnittlich 49%, bei der homöopathischen Behandlung seien es lediglich 6% gewesen.[147]

Dr. Gerstl und Dr. Lövy die beide, wie man aus Berichten über deren Tätigkeit schließen kann, auch ärmere Menschen behandelten und damit hinsichtlich ihrer Patienten am ehesten repräsentative Ergebnisse erzielt haben dürften, geben relativ übereinstimmende Letalitätsraten von 10–11% an.[148] Damit erscheint es sinnvoll, sich Tischner anzuschließen, der geneigt ist, von Joseph Buchners Durchschnittswerten gewisse Abstriche zu machen, aber dennoch daran festhält, daß das bessere Abschneiden der Homöopathen gegenüber denjenigen, die sich der beschriebenen allopathischen Methoden bedienten, nicht von der Hand zu weisen ist.[149, 150]

Bei der Bewertung der Berichte und Tabellen zur Heilung der Cholera während der ersten Pandemie sind einige Gesichtspunkte zu beachten, um nicht zu falschen Folgerungen zu gelangen.

Zwar scheint das vorliegende Material den Schluß zuzulassen, daß die Homöopathen bei der Behandlung der Cholera wesentlich besser abschnitten als ihre allopathischen Kollegen, eine Aussage über die positiven Wirkungen der homöopathischen Therapie und der Kampferanwendung selbst ist damit noch nicht gemacht. Die wesentliche Frage, ob die

---

146 Schmit, A., Homöopathische Behandlung der Cholera, der allopathischen Gegenüber. AAuNdD (1831) Nr. 321, Sp. 4281–4290.
  Bakody, J., Besiegung der asiatischen Cholera. AAuNdD (1832) Nr. 205, Sp. 2677–2681.
  Allerdings gibt es auch Stimmen, die die Erfolge Bakodys massiv in Zweifel ziehen [J. Balogh und A. Karpff, AAuNdD (1932) Nr. 37, Sp. 481–486].
147 Buchner, J., Resultate der Krankenbehandlung allopathischer und homöopathischer Schule, München, 1843, S. 4–6.
148 Buchner, J., Resultate der Krankenbehandlung allopathischer und homöopathischer Schule, München, 1843.
149 Tischner, R., Geschichte der Homöopathie, Teil II, Hahnemann – Leben und Werk, Leipzig, 1934, S. 482.
150 Sticker G., Abhandlungen aus der Seuchengeschichte, II. Band: Die Cholera, Gießen, 1912, Seite 503.

Erfolge lediglich auf das Unterbleiben der allopathischen Therapie zurückzuführen sind, verlangt die Betrachtung folgender Punkte:
a) Die Allopathen verschrieben Medikamente (z. B. Quecksilberpräparate, Opium) in „heroischer" Dosierung, die dem durch schwere Krankheit schon geschwächten Organismus noch weiter schädigten.
b) Der von Allopathen damals oft praktizierte Aderlaß als Therapieversuch bei exsikkierendem Brechdurchfall ist nach physiologischem Grundverständnis falsch.
c) Nicht wenige allopathische Ärzte erlaubten den dürstenden Cholerakranken keine oder nur eine geringe Flüssigkeitszufuhr.

Ad a)

Obiges macht verständlich, warum sich schon allein durch Unterlassen der schulmedizinischen Therapie ein Absinken der Letalität ergeben mußte. Joseph Buchner, der 1843 die homöopathischen und allopathischen Behandlungsergebnisse bei Cholera verglich, äußerte sich folgendermaßen:

„Aus diesen einfachen und unwiderleglichen Thatsachen ist ersichtlich, (...) daß die Allopathie, falls die Homöopathie eine Nichtsthuerei ist, nichts besseres thun kann, als ebenfalls Nichts, um dadurch die nicht geringe Mortalität doch in Etwas zu vermindern."[151]

Dr. Krüger-Hansen, kein Homöopath, hat ähnliche Gedanken formuliert:

„Fielen auch hier [bei der homöopathischen Therapie] Todesfälle vor, so waren sie doch nicht so zahlreich als da, wo mit s.g. rationellen Verfahren stündlich gewechselt wurde. (...) Dürfte demnach nicht der unbefangene Zuschauer den Glauben lassen, daß, wenn gar kein ärztliches Einschreiten statt gefunden hätte, wenn jeder Erkrankte der Naturwirkung überlassen, nach seinem Instinkte Wasser, Wein, Kaffee (...) getrunken und ruhig das Ende des Kampfes in seinem Innern abgewartet hätte, (...) das Hauptresultat ein weit günstigeres gewesen sein würde als jetzt? Gewiß kommen die Fälle, wo sonst rüstige junge Menschen 4 bis 12 Stunden nach dem Anfalle der Cholera (...) den letzten Athem aushauchten, nur auf Rechnung der angewandten heroischen Curmittel."[152]

Um zu einer Aussage zur Wirksamkeit von jedweder Therapie bei Cholera machen zu können, muß auch die Letalität ohne Behandlung

---
151 Buchner, J., Resultate der Krankenbehandlung allopathischer und homöopathischer Schule, München, 1843.
152 Krüger-Hansen, B., Die Homöopathie und Allopathie auf der Wage, Güstrow und Rostock, 1833, S. 176ff.

als Vergleichsgröße herangezogen werden. Würde der Grund für das besseere Abschneiden der Homöopathie allein in der aggressiven und für den Patienten schwächenden allopathischen Therapie liegen, so hätte therapeutischer Nihilismus — keine spezifische Therapie — ähnlich gute Ergebnisse liefern müssen wie die Homöopathie.

Diesbezüglich erschließen sich aus mehreren Quellen Zahlen, die zeigen, daß Cholera, sich selbst überlassen, ähnlich häufig tödlich endete wie unter der allopathischen Therapie. Dr. Seider nennt z. B. für Rußland gar eine Sterblichkeit von 74% für allopathische Patienten und 67% für unbehandelte Fälle.[153]

In vielen Hospitälern lag die Sterblichkeit an Cholera wesentlich über der in den Häusern (z. B. 53,8% : 36,9% in Glasgow und Liverpool, 1848/49; 50% : 21% in Riga, 1848): Hierfür wird zum einen die mangelhafte Pflege verantwortlich gemacht, zum anderen die übereifrigen Heilbeflissenen.[154]

Ad b)

Aderlässe wurden zu dieser Zeit besonders bei entzündlichen Erkrankungen aller Art unter der Vorstellung durchgeführt, mit einer Blutentziehung würde die Entzündung zurückgedrängt. Damit war aus der Sicht der damaligen Medizin bei der Cholera, die als Entzündung der Schleimhäute im Magen-Darm-Trakt verstanden wurde, die Indikation zum Aderlaß gegeben.

Kaum eine andere Maßnahme war geeigneter, dem durch von den Entleerungen schon ausgetrockneten Kranken mehr Schaden zuzufügen. Norman Howard-Jones bringt es auf den Punkt, wenn er in diesem Zusammenhang sagt:

„Wohl Zehntausende von Cholerapatienten sind von ihren Ärzten ins Grab geschickt worden, ähnlich wie der koschere Metzger seine Opfer hinschlachtet."[155]

Ließ sich aus den peripheren Venen kaum noch Blut entleeren, handelte es sich meist um schon schwer dehydrierte Patienten. Aber selbst

---

153 Black, F., Cholera 1831–2, British Journal of Homoeopathy (1845); 3: 101–103.
154 Sticker G., Abhandlungen aus der Seuchengeschichte, II. Band: Die Cholera, Gießen, 1912, Seite 379 f.
155 Howard-Jones, N., Cholera Therapy in the Nineteenth Century, Journal of the History of Medicine and Allied Sciences, Vol. XXVII (1972), pp. 373–395.

in diesen Fällen beharrten manche Ärzte noch unbeirrt auf Blutentziehung, die sie dann an den Arterien durchführten.[156] Wenn hier noch jemand genas, dann ausschließlich aufgrund seiner großen Vitalität.

Ad c)

Zwar standen die meisten Homöopathen den natürlichen Bedürfnissen der „Choleraner" wohlwollend gegenüber und gestatteten ihnen zumeist, frisches Brunnenwasser zu sich zu nehmen, dennoch drückte sich anfangs bei ihnen die in der gesamten Bevölkerung verbreitete „Schulfurcht vor dem Wasser" noch in einer gewissen Zurückhaltung aus.[157, 158]

Die im Laufe der Epidemie gesammelten Erfahrungen (ergänzt durch das schlesische Konzept der „Hydropathie") wiesen auf die günstige Wirkung des Wassers, so daß es neben den homöopathischen Medikamenten zum festen Bestandteil der Behandlung wurde.[159]

So wünschenswert dies auch wäre, läßt sich daher die rein homöopathische Therapie und die Effekte der oralen Flüssigkeitszufuhr nicht auseinanderdividieren. Die homöopathische Therapie impliziert also neben den Medikamenten fast stets auch die Gabe frischen Wassers.

Eine getrennte retrospektive Betrachtung der Behandlungsergebnisse mit den verschiedenen potenzierten Medikamenten einerseits und dem Kampferspiritus andererseits anhand amtlich beglaubigter Berichte zeigt, daß die Erfolge dieser Methoden vergleichbar gut waren.[160, 161]

Auch spätere Epidemien bestätigten die günstigen Ergebnisse der homöopathischen Choleratherapie.[162]

---

156 Howard-Jones, N., Cholera Therapy in the Nineteenth Century, Journal of the History of Medicine and Allied Sciences, Vol. XXVII (1972), pp. 373–395.
157 Sticker G., Abhandlungen aus der Seuchengeschichte, II. Band: Die Cholera, Gießen, 1912, S. 502.
158 „Man befriedigt dann sein [des Kranken] Verlangen in jeder Art mit Mässigkeit." [Hahnemann, S., Die Heilung der asiatischen Cholera und das sicherste Schutzmittel gegen dieselbe, Münster, 1831].
Roth, J. J., Die homöopathische Heilkunst in ihrer Anwendung gegen die asiatische Brechruhr, Leipzig, 1833, S. 138, 143.
159 Roth, J. J., Die homöopathische Heilkunst in ihrer Anwendung gegen die asiatische Brechruhr, Leipzig, 1833, S. 35.
160 Roth, J. J., Die homöopathische Heilkunst in ihrer Anwendung gegen die asiatische Brechruhr, Leipzig, 1833, S. 190.
161 Sticker G., Abhandlungen aus der Seuchengeschichte, II. Band: Die Cholera, Gießen, 1912, Seite 503 ff.
162 Leary, B., Cholera and homeopathy in the nineteenth century, British Homeopathic Journal, Oct. 1987, Vol. 76, pp. 190–194

Dieses Völkerunglück gab — Ironie der Geschichte — der Homöopathie einen „enormen" Auftrieb, sowohl bei der Bevölkerung, als auch unter den Ärzten, von denen sich nun viele, sei es wegen der guten Ergebnisse der neuen Heilmethode, oder wegen des verbreiteten Mißtrauens der Schulmedizin gegenüber, der Homöopathie zuwendeten.[163]

Der Homöopath Dr. Anton Schmit aus Wien berichtet in einem Brief vom 1. Oktober 1831 an Hahnemann von einer starken Stimmung in der Bevölkerung gegen die Schulmediziner:

> *„Die Paar Homöopathen in Wien machen gute Sachen, wenige sterben ihnen, man will wissen fast keiner, dahingegen die Allöopathen fast alle in die andere Welt schicken. Ein Paar der gar großen hatten das Unglück keinen einzigen retten zu lassen, machten sich dann krank, um nicht immer Todtenzettel schreiben zu müssen, oder gingen auf's Land. Es geht so zu, daß das Volk sich unter einander sagt: Holt keinen Arzt, wenn ihr die Cholera bekommt, sonst seyd ihr geopfert; behandelt euch selbst wenn ihr wollt gerettet werden."*[164]

Auch Justus Radius bestätigt diese Schilderung und fügt hinzu, daß in den Wiener Vorstädten, in denen sich die Bewohner mit einfachen Mitteln selbst behandelten, die Sterblichkeit geringer gewesen sei als bei den Reichen und Gebildeten der Hauptstadt.[165]

Bemerkenswerterweise gehörte es bei den Adeligen Österreichs, ungeachtet des offiziellen Verbotes der Homöopathie in Österreich (1819-1837)[166], zum guten Ton, sich homöopathisch behandeln zu lassen; selbst die Gemahlin des Fürsten von Metternich konnte sich dem Zeitgeist nicht entziehen. Der Domprediger an der Metropolitankirche zu St. Stephan, Pater Johann Emanuel Veith, auch ein praktizierender Anhänger der Homöopathie, nahm sich die Freiheit, in einer Predigt vor versammeltem kaiserlichem Hofstaat auf den von Hahnemann für die Behandlung der Cholera empfohlenen Kampfer, als das hilfreiche Mittel hinzuweisen.[167, 168]

---

163 Tischner, R., Geschichte der Homöopathie, Teil II, Hahnemann — Leben und Werk, Leipzig, 1934, S. 482.
Roth, J. J., Die homöopathische Heilkunst in ihrer Anwendung gegen die asiatische Brechruhr, Leipzig, 1833, S. 54ff.
164 Brief Nr. 364 (Schmit an S. Hahnemann), IGM Stuttgart.
165 Sticker G., Abhandlungen aus der Seuchengeschichte, II. Band: Die Cholera, Gießen, 1912, Seite 502.
166 Tischner, R., Das Werden der Homöopathie, Stuttgart, 1950, Seite 159.
167 Brief Nr. 606 (S. Hahnemann an Hennicke), IGM Stuttgart.
168 Veith, J. E., Die Cholera im Lichte der Vorsehung, Wien, 1831.
Schmit, A., im AAuNdD (1831) Nr. 280, Sp. 3787.

11 Praktische Aspekte der Choleratherapie

Schon in der ersten Choleraepidemie kam dem Chemiker Hermann im Herbst 1830 der Gedanke, daß die Bluteindickung für das tödliche Kreislaufversagen bei Cholera verantwortlich sein könnte. Der Arzt Dr. Jähnichen, der mit Hermann im gleichen Institut arbeitete, schlug daraufhin vor, die Cholera durch intravenöse Flüssigkeitszufuhr zu behandeln. Mit der Beimengung von Kalium- und Natriumchlorid wurde lange experimentiert, dazu kam, daß die meisten Ärzte bei der Injektion keinen besonderen Wert auf Asepsis gelegt hatten und mangels Wissens um die Gefährlichkeit wiederholt tödliche Luftembolien verursachten. Damit war in den Anfängen der Infusionstherapie die Erfolgsquote nicht überzeugender als bei anderen Maßnahmen.[169]

Heutzutage ist die Infusionstherapie soweit vervollkommnet, daß die Cholera unter Substitution des verlorenen Wassers, der Elektrolyte Na^+, K^+, Cl^- und des HCO_3^- zur Korrektur der Azidose, eine Heilungsrate von 99,1–99,4% aufweist. Damit können bei einem moribunden, nicht ansprechbaren, pulslosen Patient die Lebensgeister dergestalt wieder geweckt werden, daß er schon nach einer Stunde bei klarem Bewußtsein und wohlauf im Bett sitzt.[170]

Obschon der Erreger der Cholera an sich nicht gefährlich ist, sondern in erster Linie der choleratoxinbedingte massive Flüssigkeits- und Elektrolytverlust durch den Darm zu den gefürchteten Zuständen führt, haben Untersuchungen gezeigt, daß unter Einsatz antibiotischer Substanzen die Dauer der Intensivtherapie verkürzt werden kann. Damit erweist sich deren Anwendung als gerechtfertigt, obgleich sie keine wesentliche Senkung der sowieso schon geringen Letalität bringen; in der Praxis werden meist Tetrazykline gegeben.[171]

In der Routine werden Kreislaufstimulantien aufgrund der in ihrem Ergebnis sehr befriedigenden Infusionstherapie nicht verabreicht.

---

169 Howard-Jones, N., Cholera Therapy in the Nineteenth Century, Journal of the History of Medicine and Allied Sciences (1972) Vol. XXVII, pp. 373–395.
170 Benenson, A., Cholera, in: „Infectious Agents and Host Reactions" Mudd, Stuart (Ed.)], Philadelphia, 1970, pp. 290 ff.
171 Benenson, A., Cholera, in: „Infectious Agents and Host Reactions" Mudd, Stuart (Ed.)], Philadelphia, 1970, pp. 291 ff.

12 Vergleich der konventionellen Therapie mit den Empfehlungen Hahnemanns

Versuch der Bewertung für die Therapie

Zwischen der heutigen Therapie der Cholera und der Empfehlung Hahnemanns gibt es gewisse Parallelen. So wird in beiden Fällen ein Mittel empfohlen, das die (vermeintlich) ursächlichen Kleinstlebewesen abtöten soll.

Der heutigen Praxis der Infusionstherapie steht bei Hahnemanns Anweisungen lediglich folgender Ausspruch eher permissiven Charakters gegenüber:

„Man befriedigt dann sein [des Kranken] Verlangen in jeder Art mit Mässigkeit."[172]

Hahnemann betont also nicht ausdrücklich die Wichtigkeit der Flüssigkeitszufuhr, erlaubt aber hiermit den Cholerakranken, eines ihrer Grundbedürfnisse zu befriedigen, nämlich den quälenden Durst zu stillen.

Man erkennt, daß die Schwerpunkte unterschiedlich gesetzt sind: Bei Hahnemann stand die antibiotische Intention der Therapie im Vordergrund, die heute aufgrund der erfreulichen Erfahrungen in ihrer Wichtigkeit deutlich hinter der parenteralen Flüssigkeitssubstitution rangiert.

Ansonsten orientierte sich die homöopathische Therapie schwerpunktmäßig an den Symptomen, aufgrund derer das jeweils als passend erachtete Mittel gegeben wurde.

Stellt man sich die Frage, was die jetzige Medizin von den Empfehlungen Hahnemanns zur Behandlung der Cholera möglicherweise gewinnbringend übernehmen könnte, so ist zu berücksichtigen, daß heute eine

---

172 Hahnemann, S., Die Heilung der asiatischen Cholera und das sicherste Schutzmittel gegen dieselbe, Münster, 1831.

lege artis behandelte Cholera schon allein durch die Infusionstherapie eine hervorragende Prognose aufweist. Eine medikamentöse Therapie, so läßt das Beispiel der Tetrazykline vermuten, würde sich wahrscheinlich nur auf die Dauer der Behandlung auswirken.

Die Krankheitsdauer könnte somit der Gegenstand einer vorurteilslosen Studie hinsichtlich des Nutzens homöopathisch eingesetzter Medikamente bei Cholera sein. Ein erster Bericht über die homöopathische Behandlung der Cholera in Peru scheint die obige Hypothese zu bestätigen, indem er zeigt, daß die Dauer der Infusionstherapie wie auch der Erkrankung deutlich verkürzt werden konnte.[173]

Auch der Einsatz von Kampfer bzw. Kampferspiritus wäre eine Untersuchung wert, da dieses Mittel bekannterweise eine anregende Wirkung auf den Kreislauf entfaltet, was speziell bei der Pathophysiologie der Cholera ein nicht unwesentliches Kriterium darstellt.

---

[173] Gaucher, J., Jeulin, D., Peycru, P., Mission against Cholera in Peru, Homoeopathic Links, Vol. 4 (1991), Nr. 2, pp. 12–15. Bislang fanden homöopathisches Veratrum album und Cuprum metallicum Verwendung.

13 Diskussion

Die homöopathische Fachwelt setzte sich seit Hahnemann wiederholt mit seinen Sendschreiben auseinander und kam hinsichtlich der Frage, ob nun die vergleichsweise massive Gabe von Kampfer bei Cholera als homöopathische oder enantiopathische Maßnahme zu betrachten sei, zu unterschiedlichen Schlüssen. Tischner[174] und Tyler[175] vertraten die Meinung, bei der Therapie der Cholera mit dem Kampferspiritus handelte es sich um ein homöopathisches Verfahren; andere, wie W. Ameke[176], sprachen von einer Inkonsequenz Hahnemanns. Beiden Parteien fehlt es nicht an guten Argumenten für ihre Standpunkte.

Wie schon in Kapitel 3.2 beschrieben, ist die Behandlung der Cholera nach den Vorschriften Hahnemanns durch nur wenige Mittel mit den Regeln der individualisierenden homöopathischen Behandlung vereinbar, wenn man das Phänomen der feststehenden Krankheiten in Rechnung stellt. In diesem Kontext nennt Hahnemann ausdrücklich die Cholera asiatica mit der 4. Auflage des Organons von 1829, also deutlich bevor er die massiven Kampfergaben gegen die Cholera propagierte. Durch die Angaben, bei welchen Symptomen welches Mittel einzusetzen sei, stellten sich die Anweisungen Hahnemanns nicht als starres Schema dar, sondern ließen eine Individualisierung innerhalb der, in ihrer Variationsbreite begrenzten Cholerasymptomatik zu.

Auch die Verwendung des Kampfers konnte er durch Symptome aus seiner Materia medica „Reine Arzneimittellehre" als homöopathisch rechtfertigen. Homöopathizität und Dosis sind voneinander unabhängige Begriffe, so daß die Größe der Gaben, wie sie im Falle der Cholera von Hahnemann empfohlen wurden, nicht zwangsläufig ein Ausdruck nicht-homöopathischen Vorgehens ist. Insofern kann man die Auffas-

---

174 Tischner, R., Hahnemann und die großen Dosen, Allgemeine Homöopathische Zeitung, 200 (1955), 9–10, S. 274 –277.
175 Tyler, M. L., From our Archives – Lecture to Missionary Students, Homoeopathy, 37 (1987) S. 115–123.
176 Tischner, R., Hahnemann und die großen Dosen, Allgemeine Homöopathische Zeitung, 200 (1955) 9–10, S. 274 –277.

sung Tischners und Tylers verstehen, die in Hahnemanns Empfehlungen keinen Widerspruch zum homöopathischen Prinzip sehen.

Dem gegenüber steht die Vorstellung Hahnemanns, den Kampfer als antiparasitäres Mittel gegen die vermuteten krankheitserregenden Kleinstlebewesen einzusetzen — eine brillante Absicht zwar, aber kein homöopathisches Vorgehen. Dazu kommen verschiedene Ungereimtheiten in seinen Aufsätzen zur Cholera, insbesondere im „erläuternden Zusatz" der an bestimmten Passagen sehr stark dem Prolog zum Kampfer in der Materia medica Hahnemanns ähnelt, nur mit dem Unterschied, daß die ehedem als palliativ bezeichnete Wirkung des Kampfers nun als homöopathisch deklariert war.

Während sich noch im Juli 1831 diejenigen Homöopathen, die den Kampfer als enantiopathische, palliative Arznei verstanden, von Hahnemann als „homöopathische Schwächlinge" schmähen lassen mußten, wurde die Argumentation des Altmeisters im September schon merklich dünner. Als Beweis für die Homöopathizität des Kampfers genügte ihm nunmehr allein die Tatsache, daß der Kampfer bei Cholera helfe.

Gleichsam einen Schlußstrich unter diese Kontroverse scheint er mit dem Brief vom 18. September 1831 an seinen Freund Clemens von Boenninghausen gezogen zu haben, in dem er das erste und auch einzige Mal den Kampfer als „antipathisches Hauptmittel" beim ersten Stadium der Cholera bezeichnete. Interessant ist dieses Schreiben Hahnemanns deshalb, weil es als private Mitteilung an einen Freund weitgehend frei von taktischen Erwägungen gewesen sein und entsprechend die tatsächliche Anschauung des Briefschreibers widerspiegeln dürfte.

Dies war nach derzeitiger Quellenlage seine letzte schriftliche Äußerung zu diesem Thema — nie erfolgte ein Widerruf; Hahnemann wollte den Rückzug von seiner zäh und laut verteidigten Position anscheinend nicht unnötig an die Öffentlichkeit zerren.

Tischner, der Hahnemann gegen den Vorwurf, mit der Empfehlung des Kampfers unhomöopathisch gehandelt zu haben, in Schutz nehmen wollte, hat womöglich diese unscheinbare Stelle im Brief an von Boenninghausen übersehen, in der der Entdecker der Homöopathie seinen Kritikern schließlich recht gab. Weiter glaubte Tischner aus dem 6. Organon herauslesen zu können, daß die großen Kampferdosen kein einmaliges Phänomen geblieben sind. Hier hat er Hahnemann falsch interpretiert, denn der mißverständliche Ausdruck „große Gaben" (§ 282, Anm.), den er als Beleg anführt, hat in diesem Kontext nichts mit der Menge des Medikaments zu tun, sondern bezieht sich auf den Dynamisationsgrad desselben.[177]

Obschon sich Hahnemann mit dem Brief an von Boenninghausen auf die antipathische Wirkung des Kampfers festgelegt hatte, steht das weiterhin gültige Argument für den homöopathischen Einsatz dieses Medikaments bei Cholera, wie von Tischner u.a. zutreffend dargelegt wurde, im Raume. Nicht zu vergessen ist die Tatsache, daß aufgrund Hahnemanns eigener Ausführungen (vgl. Kap. 4.4.4.3) die Grenzen zwischen antipathisch und homöopathisch als fließend zu betrachten sind. Für welches der beiden Therapieprinzipien Partei ergriffen wurde, richtete sich daher hauptsächlich nach der zugrundeliegenden Intention, antipathisch oder homöopathisch, mit der der Arzt den Kampferspiritus verschrieb.

Eine Entscheidung, unter welchen Vorzeichen der damalige Einsatz großer, materieller Kampfergaben bei Cholera anzusehen ist, kann daher aus dem vorliegenden Material nicht abgeleitet werden. In der Geschichte der Homöopathie bleibt somit Hahnemanns Kampfer-Empfehlung bei Cholera, trotz dessen abschließender Parteinahme zugunsten der enantiopathischen Variante, als „kurioses Zwitterwesen" bestehen.

Ob Hahnemann von seinen Erklärungen, in denen er den Kampfer als homöopathisches Mittel ausgab, selbst völlig überzeugt war, ist in Anbetracht seines späteren Meinungsumschwunges fraglich. Möglicherweise hatte der Allopath Hegar mit der Bemerkung, Hahnemann habe mit seinem „Zusatz" die „ungeheuere Bresche", die in seine „Festung geschossen" war, wieder schließen wollen, nicht ganz unrecht. Gestützt wird diese Vermutung von der Tatsache, daß Hahnemann in bestimmten Aussagen stillschweigend den Begriff „palliativ" durch „homöopathisch" ersetzt hat, um diese für seine aktuellen Belange zurechtzumachen.

Eine klare Aussage hingegen läßt sich zu den Erfolgen der Homöopathen bei der Behandlung der Cholera machen, denn die zahlreichen Berichte, die teils auch von Behörden oder Nicht-Homöopathen stammten, belegen regional ein deutlich günstigeres Abschneiden gegenüber der, in ihrem Ansehen zu dieser Zeit arg ramponierten Allopathie.

---

177 Dies erschließt sich aus § 282, Organon, 6. Aufl.

Ob nun die besseren Heilungsraten im wesentlichen auf das Unterbleiben der drastischen allopathischen Maßnahmen, auf die (schlesisch bedingte) liberalere Einstellung der Homöopathen zur Anwendung des Wassers oder auf die Gabe homöopathischer Medikamente inklusive Kampfer zurückzuführen ist, kann im Rahmen einer Literaturarbeit nicht verbindlich festgestellt werden. Dennoch scheint sich aus den zur Verfügung stehenden Quellen anzudeuten, daß die beiden letztgenannten Faktoren einen wesentlicheren Einfluß auf die Prognose gehabt haben.

Da heute die intravenöse Infusionstherapie bei der Cholera den Grundpfeiler der rationellen Therapie darstellt, wäre es lohnend zu überprüfen, ob sich die zusätzliche Gabe homöopathisch passender Arzneien positiv auf Verlauf und Rekonvaleszenz von Choleraerkrankungen auswirken könnte. Ein bestätigender Hinweis aus neuester Zeit liegt in dem zitierten, vorläufigen Bericht französischer Ärztinnen aus Peru vor.

Sollten sich nach eingehenden Untersuchungen die Ergebnisse homöopathischer Behandlung als vergleichbar mit der konventionellen antibiotischen Behandlung erweisen, so wäre nicht zuletzt aufgrund der geringeren Nebenwirkungen und der ungleich niedrigeren Kosten homöopathischer Arzneien ernsthaft zu überlegen, ob bei der adjuvanten medikamentösen Therapie der Cholera nicht die Homöopathie der gängigen Medizin zugesellt werden sollte. Abzuwarten bleibt, wie häufig dann der Kampfer homöopathisch, d. h. aufgrund seiner Symptomatik angezeigt wäre und wie er sich zum einen als dynamisierte Arznei, zum anderen als Kampferspiritus auf die Genesung des Kranken auswirken würde.

Die Rolle des Kampferspiritus bei Cholera könnte Gegenstand einer weiteren Untersuchung sein, denn seine bekannte physiologische Wirkung als Anregungsmittel für den Blutkreislauf, läßt auf einen positiven Effekt in der adjuvanten Therapie der Cholera hoffen, einer Krankheit bei der aufgrund von Volumenmangel und Hämokonzentration ein Kreislaufkollaps droht.

Gleichermaßen könnte auch die Wirksamkeit homöopathischer Prophylaktika gegen Cholera, wie sie von Lasveaux beschrieben wird, durch geeignete Untersuchungen überprüft werden.

14 Anhang

Chronologische und inhaltliche Zusammenstellung Hahnemanns öffentlicher Äußerungen zur Cholera

Entsprechend seinen jeweils neuesten Erkenntnissen aktualisierte Hahnemann die Aufsätze immer wieder. Für einen Überblick auf die Entwicklung seiner Therapieempfehlungen wurden die nachfolgend bezeichneten Schriften in chronologischer Ordnung aufgeführt; der Inhalt der ersten Schrift wird in allen wesentlichen Punkten stichpunktartig wiedergegeben; bei den nachfolgenden Aufsätzen werden lediglich die Abweichungen und die neu hinzugekommenen Empfehlungen erwähnt:

1.: *Sendschreiben über die Heilung der Cholera und die Sicherung vor Ansteckung am Krankenbette, Leipzig 1831.*

Aufsatz vom 28. Juni 1831:[178]

Der Kampferspiritus

— ist das Mittel der Wahl bei der Erkrankung mit Cholera

— ist besser und sicherer wirksam, als andere Homöopathika

— ist homöopathisch indiziert; Beleg anhand von Symptomen der „Reinen Arzneimittellehre"

— ist zu verabreichen über den Mund (oral), über die eingeatmete Luft (im Krankenzimmer soll der Kampfer auf einem heißen Blech verdampfen) und durch Einreiben mit einem Kampfergeist-Wasser-Gemisch

— bzw. der Kampferdunst tötet die vermeintlichen kleinen, unsichtbaren, menschenmörderischen Lebewesen und bietet daher dem Behandler im Krankenzimmer Schutz vor Ansteckung.

---

178 Auch im AAuNdD (1831) Nr. 173 (29. Juni 1831), Sp. 2353–2357; hier datiert der Aufsatz vom 23. Juni 1831.

Der Ansteckung und Verbreitung der Cholera kann man auch mit Quarantäne entgegentreten. Dabei soll
- der Körper durch Waschen gereinigt werden
- die Kleidung etc. in einem Backofen bei 80 °C von Ansteckungsstoffen befreit und damit auch alle lebenden Miasmen vernichtet werden.

Aufsatz vom 11. Juli 1831:[179]

Der Kampferspiritus ist bei der Cholera kein Palliativ, sondern ein homöopathisches Mittel, auch wenn es aufgrund der Gabengröße nicht danach aussieht.

2.: *Sicherste Heilung und Ausrottung der asiatischen Cholera, 4. Aufl. Leipzig 1831.*

Aufsatz vom 5. August 1831:

Bei der schnellen Tödlichkeit der Krankheit bedarf es eines Mittels das

a) ganz einfach,

b) leicht erhältlich,

c) sofort wirkend,

d) dem tonisch-krampfhaften Charakter der Krankheit am angemessensten,

e) leicht von jedermann, selbst von ungelehrten Leuten aus dem Volke, ohne Fehl beim Kranken anzuwenden,

f) gefahrlos in seiner Anwendung ist und

g) den Behandler bei seinem Geschäft schützt.

Der Arzt kann sich 10–30 Gehilfen zu dieser „kunstlosen" Behandlung der Cholera anlernen, die nach Anweisung die Therapie durchführen und dem Arzt täglich Rapport geben, damit dieser weitere Anweisungen geben kann.

Aufsatz vom 16. August 1831:[180]

---

179 Auch im AAuNdD (1831) Nr. 189 (15. Juli 1831), Sp. 2569–2570.
180 Auch im AAuNdD (1831) Nr. 225 (20. August 1831), Sp. 3057–3058.

Die Anwendung des Kampferspiritus durch Einnehmen, Einreiben in die Haut und mit warmem Wasser verdünnt als Klistier in den ersten Stunden ist die hilfreichste Behandlung, doch der Kampfer ist „Verhütungs-Mittel der Ansteckung".

Das Vorbeugungsmittel ist homöopathisches Cuprum metallicum (Kupfer), das einmal wöchentlich, morgens nüchtern einzunehmen ist.

Chlordämpfe sind schädlich und schützen nicht vor Ansteckung.

Aufsatz vom 29. August 1831:[181]

Ein Rezept, das neben anderen Zutaten als Hauptbestandteil Kampfer enthielt, hat sich als sehr wirksam gegen Cholera erwiesen. Noch wirksamer wäre es gewesen, hätte man die anderen Bestandteile und den Aderlaß weggelassen, denn nur allein und gleich bei Beginn der Krankheit im ersten Stadium[182] verabreicht ist der Kampfer so derart hilfreich. Da die Ärzte in den meisten Fällen erst später, also im zweiten Stadium[183] hinzukommen, sehen sie keinen Erfolg mehr von der Verabreichung des Kampferspiritus, deswegen ist es so wichtig, nicht erst auf ärztliche Hilfe zu warten, sondern gleich selbst aktiv zu werden und den Kampferspiritus wie angegeben zu verabreichen.

Im zweiten Stadium können nach homöopathischer Indikation Cuprum metallicum (Kupfer), Veratrum album (Weißnießwurz) gegeben werden. Rhus toxicodendron (Giftsumach) mit Bryonia (Zaunrübe) im

---

181 Auch im AAuNdD (1831) Nr. 242 (6. September 1831), Sp. 3281 −3285.

182 „Wo die Cholera zuerst hinkommt, pflegt sie anfänglich in ihrem ersten Stadium (in tonisch krampfhaftem Charakter) aufzutreten: jähling sinken alle Kräfte des damit Befallenen, er kann nicht mehr aufrecht stehen, seine Mienen sind verstört, die Augen eingefallen, das Gesicht bläulich und eiskalt (...)." [Hahnemann, S., Sicherste Heilung und Ausrottung der asiatischen Cholera, 4. Aufl. Leipzig, 1831, S. 14ff.]

183 „Hat man diesen zur Hülfe günstigen Zeitpunkt [das erste Stadium] des Krankheits-Anfangs und seiner leichten Heilung durch erwähnten Campher-Gebrauch versäumt, dann sieht's mißlicher aus. Dann hilft der Campher nicht mehr. Wenn der Kranke bis dahin noch nicht starb, so tritt nämlich der zweite Zustand (klonisch-krampfhaften Charakters) ein: ein unauslöschlicher Durst bei fortwährender und steigender Kälte, Angst und Verminderung aller Sinnen, des Gefühls, Gehörs und Gesichts; es entsteht ein heftiges Erbrechen milchichten Wassers und unter lautem Kollern im Bauche, eben so häufiger Abgang trüber Wässerigkeit durch den Stuhl, auch wohl Zuckungen der Glieder." (Hahnemann, S., Sicherste Heilung und Ausrottung der asiatischen Cholera, 4. Aufl., Leipzig, 1831, S. 17ff.).

Wechsel verabreicht, ist bei der Cholera unter dem Aspekt einer Art „Nervenfieber" mit „Irrereden" indiziert.

Wo die homöopathischen Arzneien erhältlich sind, kann der Leser nicht bei Hahnemann selbst in Erfahrung bringen, sondern bei jedem anderen homöopathischen Arzt; Kampfer und Weingeist sind in jeder Apotheke zu bekommen.

Als Vorbeugungsmittel gegen die Cholera soll Cuprum metallicum einmal die Woche gegeben werden, soll aber erst eingenommen werden, wenn die Seuche den Ort erreicht hat.

Kampfer kann noch Gesunde nicht vor der Cholera schützen.

Das Kajeputöl (vom Kajeputubaum [Melaleuca leucadendra L.], Blatt und Frucht stammend) verdankt seine Wirksamkeit gegen die Cholera seinen kampferähnlichen Eigenschaften und der Tatsache, daß es in kupfernen Behältnissen aus Ostindien importiert wird und dadurch Kupfer aufnimmt.

Gemäß einem Bericht aus Ungarn schützt auch ein auf der bloßen Haut getragenes, kupfernes Plättchen vor Ansteckung.

Bedürfnisse aller Art des Erkrankten sollen maßvoll befriedigt werden.

Als verläßliche Adressen für den Erhalt von homöopathischen Arzneien gibt Hahnemann u.a. Dr. Groß aus Jüterbog an.[184]

Aufsatz ohne Datum:

In diesem Aufsatz findet sich noch eine Anleitung zur Diätetik beim Gebrauch homöopathischer Arzneien und diätetische Empfehlungen für die Genesung.[185]

---

[184] Durch diesen Hinweis bekam Dr. Groß ungewollt eine Menge Arbeit. Am 17.9.1831 schreibt Groß in einem unterschwellig vorwurfsvollen Ton (Brief Nr. 241, IGM Stuttgart) an Hahnemann: „Schon längst hätte ich meine Schuldigkeit erfüllen und Ihnen schreiben sollen; allein Ihre Güte selbst, für die ich Ihnen herzlich danke, ist Ursache an dieser Verzögerung, denn indem Sie mich als Verfertiger des Kupferpräparats öffentlich nannten, erregten Sie mir eine solche Menge von Briefstellern, daß ich alle Hände voll zu thun hatte, die vielen Wünsche zu befriedigen."

[185] Im AAuNdD (1831) Nr. 258, Sp. 3511–3514 werden im Anschluß an Hahnemanns „Heilung der asiatischen Cholera" von Dr. Plaubel aus Gotha erlaubte und verbotene Genüsse aufgeführt. Diese Aufstellung ist ausführlicher als obig erwähnte.

3.: *Sicherste Heilung der asiatischen Cholera und Schützung vor derselben, Leipzig 1831.*

Entspricht inhaltlich den Aufsätzen vom 5. und 29. August 1831 aus Schrift Nr. 2.

4.: *Die Heilung der asiatischen Cholera und das sicherste Schutzmittel gegen dieselbe, Münster 1831.*

Aufsatz vom 10. September:[186]

Unterscheidet sich in keinem relevanten Punkt von dem zum 29. August datierten Text.

C. von Boenninghausen veröffentlichte im Anschluß hieran eine Passage aus Hahnemanns Begleitbrief vom 18. September 1831, in dem die lapidare Bemerkung gemacht wird, daß der Kampfer bei Cholera als antipathisches Hauptmittel anzusehen ist.

5.: *Nachtrag im Allgemeinen Anzeiger der Deutschen (1831) Nr. 258, Sp. 3510–3511, datiert vom 16. September 1831.*[187]

Wenn der Kampfer seine Dienste getan hat, dann soll man aufhören, weil es sonst einem Mißbrauch dieser Arznei gleichkäme. Nach Besserung durch Kampfergabe evtl. noch zurückbleibende Beschwerden gehen entweder von selbst oder auf homöopathisches Kupfer zurück.

6.: *Aufruf an denkende Menschenfreunde über die Ansteckungsart der Cholera, Leipzig 1831.*

Der Inhalt dieser vom 24. Oktober datierten Schrift wird im Kapitel 6.1 ausführlich behandelt.

7.: *Offenes Sendschreiben an die Majestät des Königs Friedrich Wilhelm des Dritten. AAuNdD (1831), Nr. 309, Sp. 4145–4146. (vom 12. November 1831).*

Hahnemann versucht Seiner königlichen Hoheit, dem König zu vermitteln, daß dessen Ärzte — gemeint sind damit die Allopathen — „Mancherley können, nur heilen nicht".

---

186 Auch im „Allgemeinen Anzeiger" erschienen: Heilung der asiatischen Cholera und Schützung vor derselben. AAuNdD (1831) Nr. 258, Sp. 3506–3510.
  Hier handelt es sich um den Aufsatz vom 10. September 1831 (entspricht dem Aufsatz gleichen Datums aus: Die Heilung der asiatischen Cholera und das sicherste Schutzmittel gegen dieselbe, Münster 1831).

187 Dieser Aufsatz ist in den Broschüren nicht zu finden.

Die allopathischen Ärzte sollten ein festes Honorar für ihre Arbeit in der Bekämpfung der Cholera bekommen, aber daneben bei Verbot keine Bezahlung für die einzelnen, getätigten Behandlungen verlangen dürfen. Dies würde — Hahnemann hofft auf die Macht der Bequemlichkeit — ihre schädliche Dienstbeflissenheit erkalten lassen.

Der König soll nicht zulassen, daß die beklagenswerterweise wenigen Homöopathen[188], die in dessen Land arbeiten, von den „medicinischen Gewalten alter Zunft" erdrückt werden.

---

188 Damit sind vermutlich Dr. Stüler und Hainel aus Berlin gemeint.

Literaturverzeichnis

AAuNdD (1831)* Nr. 143, Sp. 1961–1964, Wie verbreitet sich die Cholera, und wie ist wahrscheinlich ihrer Verbreitung zu steuern?
AAuNdD (1831) Nr. 154, Sp. 2102, Die Cholera.
AAuNdD (1831) Nr. 183, Sp. 2489–2490, Maßregeln gegen die Cholera.
AAuNdD (1831) Nr. 237, Sp. 3213–3214.
AAuNdD (1831) Nr. 254, Sp. 3457–3462, Die Cholera.
AAuNdD (1831) Nr. 263, Sp. 3573–3575, Cholera.
Annesley, James, Über die ostindische Cholera nach vielen eigenen Beobachtungen und Leichenöffnungen [nach der zweiten Ausgabe von 1829, übersetzt von Gustav Himly], Hannover, 1831.
Bakody, Joseph, Besiegung der asiatischen Cholera. AAuNdD (1832) Nr. 205, Sp. 2677–2681.
Balogh, Joseph und Karpff, Anton, „Homöopathische Behandlung der Cholera in Raab, der allöopathischen gegenüber." Berichtigung zu Nr. 321 des allg. Anz. v. d. D. J. 1831, AAuNdD (1932) Nr. 37, Sp. 481–486.
Benenson, Abram S., Cholera. In „Communicable and Infectious Diseases, Top, F., P. F. Wehrle (Ed.), Seventh Edition, Saint Louis, 1972.
Bertrant, Dr., Reflexion sur l'acide et sur l'alcali. Lyon, 1683.
Black, F., Cholera 1831-2, British Journal of Homoeopathy (1845); 3: 101–103.
Briefe aus dem Bestand des IGM Stuttgart:
Brief Nr. 241 (Groß an Hahnemann).
Brief Nr. 242 (Groß an Hahnemann).
Brief Nr. 356 (Rummel an Hahnemann).
Brief Nr. 361 (Hahnemann an Schmit).
Brief Nr. 363 (Schmit an Hahnemann).
Brief Nr. 364 (Schmit an Hahnemann).
Brief Nr. 378 (Hahnemann an Schweikert).
Brief Nr. 384 (Hahnemann an Schweikert).
Brief Nr. 386 (Hufeland an Hahnemann).
Brief Nr. 436 (Hahnemann an Stapf).
Brief Nr. 441 (Hahnemann an Stapf).
Brief Nr. 456 (Hahnemann an Pater Veith).
Brief Nr. 606 (Hahnemann an Hennicke).
Brief Nr. 1486 (Hahnemann an Schmit).
Brief Nr. 1488 (Hahnemann an Schmit).
Brief Nr. 1489 (Hahnemann an Schmit).

---

* **Allgemeiner Anzeiger und Nationalzeitung der Deutschen = AAuNdD**, berücksichtigt wurden die Jahrgänge 1829–1832.

** **IGM Stuttgart = Institut für Geschichte der Medizin der Robert Bosch Stiftung in Stuttgart**; dort befindet sich der Großteil von Hahnemanns Nachlaß. Im Rahmen dieser Arbeit wurden von den handschriftlichen Materialien Hahnemanns eigene und an ihn gesandte Briefe verwendet. Die Briefe wurden im Zuge der Archivierung numeriert, die Nummer wird jeweils angegeben.

Brief Nr. 1491 (Hahnemann an Schmit).
Brief Nr. 1499 (Hahnemann an Schmit).
Brief Nr. 1504 (Quant an Hahnemann).
Brief Nr. 1534 (Hahnemann an Schréter).
Buchner, Joseph, Resultate der Krankenbehandlung allopathischer und homöopathischer Schule, München, 1843.
Carpenter, C.C., Treatment of Cholera − tradition and authority versus science, reason and humanity, John Hopkins Medical Journal 1976.
Craig, John P., A Survey of the Enterotoxic Enteropathies. In: „Cholera and related Diarrheas", Ö. Ouchterlony (Ed.), Basel, 1980.
Commision, Historische, bei der königlichen Akademie der Wissenschaften (Hrsg.), Allgemeine Deutsche Biographie, Leipzig 1875−1910.
Cullen, William, Abhandlung über die Materia medika, übersetzt von S. Hahnemann, Leipzig, 1790.
Cushney, Arthur R., Pharmacology and therapeutics or the action of drugs, 5. Ed., London, 1910.
Ersch, J. S., Gruber J. G., Allgemeine Encyclopädie der Wissenschaften und Künste in alphabetischer Folge. Teil 15, Leipzig, 1826.
Farr, W., Report on the mortality of cholera in England, 1948−9, HMSO, London, 1852, p. LXIV.
Gaucher, J., Jeulin, D., Peycru, P., Mission against Cholera in Peru, Homoeopathic Links, (1991) Vol. 4, Nr. 2, pp. 12−15.
Geiger, Phillip Lorenz, Pharmacopoea universalis, Pars prior, Heidelberg, 1835.
Haehl, Richard, Samuel Hahnemann. Sein Leben und Schaffen, I u. II. Band, Leipzig, 1922.
Hahnemann, Samuel, Aufruf an denkende Menschenfreunde über die Ansteckungsart der asiatischen Cholera, Leipzig, 1831.
Hahnemann, Samuel, Die Cholera. AAuNdD (1831) Nr. 173, Sp. 2353−2357.
Hahnemann, Samuel [Hrsg. Clemens von Boenninghausen], Die Heilung der asiatischen Cholera und das sicherste Schutzmittel gegen dieselbe, Münster, 1831.
Hahnemann, Samuel, Erläuternder Zusatz zu meiner Abhandlung über die Heilung der Cholera durch Kampher in Nr. 173. AAuNdD (1831) Nr. 189, Sp. 2569−2570.
Hahnemann, Samuel, Heilung der asiatischen Cholera und Schützung vor derselben. AAuNdD (1831) Nr. 242, Sp. 3281−3285.
Hahnemann, Samuel, Heilung der asiatischen Cholera und Schützung vor derselben. AAuNdD (1831) Nr. 258, Sp. 3506−3510.
Hahnemann, Samuel, Nachtrag. AAuNdD (1831) Nr. 258, Sp. 3510−3511.
Hahnemann, Samuel, Organon der Heilkunst, 2., vermehrte Aufl., Dresden, 1819.
Hahnemann, Samuel, Organon der Heilkunst, 3., verbesserte Aufl., Dresden, 1824.
Hahnemann, Samuel, Organon der Heilkunst, 4., verbesserte und vermehrte Aufl., Dresden, 1829.
Hahnemann, Samuel, Organon der Heilkunst, 5. Aufl., Dresden, 1833.
Hahnemann, Samuel, Organon der Heilkunst, 6. Aufl., Leipzig, 1921.
Hahnemann, Samuel, Organon der rationellen Heilkunde, Dresden, 1810.
Hahnemann, Samuel, Reine Arzneimittellehre, Teil 4, 2., vermehrte Aufl., Dresden, 1825.
Hahnemann, Samuel, Schützung vor der asiatischen Cholera. AAuNdD (1831) Nr. 225, 3057−3058.
Hahnemann, Samuel, Sendschreiben über die Heilung der Cholera und die Sicherung vor Ansteckung am Krankenbette, Berlin, 1831.

Hahnemann, Samuel, Sicherste Heilung und Ausrottung der asiatischen Cholera und Schützung vor derselben, Leipzig, 1831.
Hahnemann, Samuel, Sicherste Heilung und Ausrottung der asiatischen Cholera, 4. Aufl., Leipzig, 1831.
Hahnemann, Samuel, Versuch über ein neues Prinzip zur Auffindung der Heilkraft der Arzneisubstanzen. Journal der Praktischen Arzneikunde 2. Bd., 3. u. 4. Stück, Jena, 1796.
Hegar, Johann August, Vademecum für die Behandlung der abendländischen Cholera, Darmstadt, 1831.
Hennicke, J. Fr., Selbstdispensiern der Ärzte. (Unmaßgebliche Bemerkungen, veranlaßt durch ein Gesetz vom 31. März d. J., in Nr. 132 S. 1749 d. Bl.). AAuNdD (1832) Nr. 141, Sp. 1863–1866
Hennicke, J. Fr., in: Anton Schmit, Homöopathische Behandlung der Cholera, der allöopathischen gegenüber. AAuNdD (1831) Nr. 321, Sp. 4284, Anm.
Hering, Constantin, Herings medizinische Schriften, in drei Bänden, K.-H. Gypser (Hrsg.), Göttingen, 1988.
Edler von Hildenbrand, Johann Valentin, Institutiones Pharmacologiae sive Materia Medica, Wien, 1802.
Hirsch, August, Handbuch der historisch – geographischen Pathologie, Stuttgart, 1881.
Keil, Gundolf, Malaria, in: Lexikon des Mittelalters, I ff., München und Zürich (1977–1980 ff.
Keil, Gundolf, „Medizinische Bildung und Alternativmedizin", in: Nicht Vielwissen sättigt die Seele. Wissen, Erkennen, Bildung, Ausbildung heute, hrg. von Winfried Boehm und Martin Lindauer, Stuttgart 1988 (= Würzburger Symposien, 3), S. 245–271.
Krüger – Hansen, Bogislav Konrad, Die Homöopathie und Allopathie auf der Wage, Güstrow und Rostock, 1833.
Lancet (1831–32), 1, 800.
Lasveaux, Lucile, Traitements homéopathiques du choléra dans la France du XIXe siècle, Lyon, 1988.
Leary, Bernard, Cholera and homeopathy in the nineteenth century, British Homeopathic Journal, Oct. 1987, Vol. 76., pp. 190–194.
Leeser, Otto, Lehrbuch der Homöopathie, Bd. B/I pflanzliche Arzneistoffe, Heidelberg, 1973.
Liddell, Henry George und Robert Scott, A Greek-English lexicon, 9. Aufl., besorgt von Sir Henry Stuart-Jones, Oxford 1940, Neudruck ebd. 1973; mit einem Supplement von E [ ] A [ ] Barber.
Lux, Johann Joseph, Die Isopathik der Contagionen oder: Alle ansteckenden Krankheiten tragen in ihrem eigenen Ansteckunsstoffe das Mittel zu ihrer Heilung. Den Coriphäen der Homöopathik zur strengen Prüfung vorgelegt. Leipzig, 1833.
Macpherson, John, Annals of Cholera, London, 1872.
Neale, Adam, Researches to establish the truth of the Linnaean doctrine of animate contagions, London, 1831.
Örtel, Eucharius Ferdinand C., Die Cholera oder Brechruhr in ihrer allopathischen und hydropathischen Behandlung, Nürnberg, 1837.
Örtel, Eucharius Ferdinand C., Medicinische Böcke von Aerzten welche sich für infallible Herren über Leben und Tod halten in der Cholera geschossen, XXXX weniger I, Bocksdorf und Schußbach, Verlegts Simon Treffer und Compagnie [Nürnberg: Campe, 1831].
Oswald, Adolf, Chemische Konstitution und pharmakologische Wirkung, Berlin, 1924.
Ouchterlony, Örjan and Holmgren, Jan (Ed.), Cholera and Related Diarrheas, 43rd Nobel Symposium, Basel, 1980.

Plaubel, Dr., Angabe der bey'm homöopathischen Heilverfahren erlaubten und streng verbotenen Genüsse. AAuNdD (1831), Nr. 258, Sp. 3511–3514.
Pollitzer, R., Cholera (WHO, Genève 1959).
Poulsson E., revid. Liljestrand G., Lehrbuch der Pharmakologie für Ärzte und Studierende, 11. Auflage, Leipzig, 1937
Poulsson E., Lehrbuch der Pharmakologie f. Ärzte und Studierende, 6. Aufl., Leipzig, 1932.
Purkinje (unkorrekt: Purkyne) Jan Evangelista, Neue Breslauer Sammlungen aus dem Gebiete der Heilkunde, Bd. 1, 1829, S. 428.
Roth, Johann Joseph, Die homöopathische Heilkunst in ihrer Anwendung gegen die asiatische Brechruhr, Leipzig, 1833.
Sack, R. B., et al., Enterotoxogenic Escherichia coli isolated from Patients with severe cholera-like disease, J. Infect. Dis. 123: 378, 1971.
Sander, Sabine, Wittern, Renate, Ein Streiter für die Homöopathie – Vier Briefe Joseph Attomyrs an Samuel Hahnemann, Jahrbuch des Instituts für Geschichte der Medizin der Robert Bosch Stiftung, Hrsg. R. Wittern, Bd. 2 (1983).
Schell, Friedrich Freiherr von, in AAuNdD (1832) Nr. 195, Sp. 2564–2565.
Schmidt, Josef M., Die philosophischen Vorstellungen Samuel Hahnemanns bei der Begründung der Homöopathie (bis zum Organon der rationellen Heilkunde, 1810) [Med. Diss. München, 1988], München, 1990.
Schmidt, Josef M., Bibliographie der Schriften Hahnemanns, Regensburg, 1989.
Schmit, Anton, Choleraheilung durch Kampher. AAuNdD (1831) Nr. 280, Sp. 3787.
Schmit, Anton, Homöopathische Behandlung der Cholera, der allopathischen Gegenüber. AAuNdD (1831) Nr. 321, Sp. 4281–4290.
Sobernheim, Joseph Friedrich, Handbuch der praktischen Arzneilehre, erster Theil, Berlin, 1843.
Stapf, E. (Hrsg.), Cholera und Medizinalbehörde in Berührung, hrsg. vom Leipziger Lokalverein homöopathischer Ärzte, im „Archiv für Homöopathische Heilkunst", 11 (1831) 1, S. 1–32.
Sticker, Georg, Abhandlungen aus der Seuchengeschichte und Seuchenlehre, II. Band: Die Cholera, Gießen, 1912.
Thorndike, Lynn, unter Mitwirkung von Francis S. Benjamin Jr. [Hrsg.], The herbal of Rufinus, Chicago 1945, Neudrucke ebd. 1946 u. 1949 (= corpus of mediaeval scientific texts).
Tilesius von Tilenau, Wilhelm G., Über die Cholera, 2. Abteilung, Nürnberg, 1831.
Tischner, Rudolf, Das Werden der Homöopathie, Stuttgart, 1950.
Tischner, Rudolf, Geschichte der Homöopathie, Teil II. Hahnemann. Leben und Werk, Leipzig, 1934.
Tischner, Rudolf, Hahnemann und die großen Dosen, Allgemeine Homöopathische Zeitung, 200 (1955) 9–10, S. 274–277.
Top, Franklin H. Sr., Wehrle, Paul F. (Ed.), Communicable and infectious diseases, 7. Edition, Saint Louis, 1972.
Tyler, M. L., From our Archives – Lecture to Missionary Students, Homoeopathy, 37, (1987) S. 115–123.
Veith, Johann Emanuel, Die Cholera im Lichte der Vorsehung, Wien, 1831.
Virchow, Rudolf, Choleraähnlicher Befund bei Arsenikvergiftung. Virchow's Archiv, 47. Band, 1869.
Wölfl, Hans, Das Arzneidrogenbuch „Circa instans" in einer Fassung des 13. Jahrhunderts aus der Universitätsbibliothek Erlangen, Mat.Nat.Diss. Berlin 1939.

Würzburger medizinhistorische Forschungen*, Gundolf Keil [Hrsg.], Band 7, Pattensen, 1975.
Würzburger medizinhistorische Forschungen, Gundolf Keil [Hrsg.], Band 9, Pattensen, 1977.
Würzburger medizinhistorische Forschungen, Gundolf Keil [Hrsg.], Band 27, Pattensen, 1983.
Würzburger medizinhistorische Forschungen, Gundolf Keil [Hrsg.], Band 32, Pattensen, 1984.

---

* Gebräuchliche Abkürzung: WmF.